Inhaltsverzeichnis

Inhalt

Kraftvolle lebensverändernde Hacks, die mein Leben wirklich verändert haben.

Mit einfachen, aber effektiven Hacks die körperliche, geistige und emotionale Gesundheit schnell und nachhaltig verändern.

Dr. Mehmet Yildiz

Kapitel 1 - Einführung

Zweck dieses Buches

Der Hauptzweck dieses Buches ist es, das zu teilen, was ich in letzter Zeit gelernt und geübt habe, um mich aus verschiedenen Perspektiven zu transformieren. Der Schwerpunkt liegt auf den kleinen Änderungen, die einen großen Einfluss auf diese Reise haben.

Die kleinen Änderungen, die in diesem Buch vorgestellt wurden, wurden für mich zu einem Kipppunkt. Auch wenn sie von außen klein und uninteressant aussehen, hat die Umwandlung in Gewohnheiten und deren Kombination miteinander eine bemerkenswerte Veränderung in meinem Leben bewirkt.

Ich möchte die Gründe für das Ausprobieren dieser Veränderungen ohne Scham teilen und erklären, wie diese Veränderungen mir wirklich geholfen haben, indem ich einige Beispiele aus meinem persönlichen Leben benutze.

Da es sich bei dem Buch um meine praktischen Änderungen handelt, benutzte ich die First-Person-Narrative einer Konversationssprache und nicht eines formalen Stils. Ich habe bewusst keine Zitate angegeben, um das Buch einfach zu lesen und zu verstehen. Ich weiß aus meiner Erfahrung, dass unüberlegte Zitate in solchen praktischen Büchern die Leser langweilen und abschrecken.

Alle Begriffe, Werkzeuge, Ergänzungen, Ansätze, Methoden und Konzepte, die in diesem Buch zur Verfügung gestellt werden, können leicht gegoogled werden und relevante Artikel können leicht aus PubMed und anderen bedeutenden wissenschaftlichen Informationsquellen abgerufen werden.

Der Schwerpunkt dieses Buches liegt auf der

Ungewöhnlicherweise liegt der Fokus dieses Buches auf mir als Person, die mehrere Ansätze auf der Grundlage von Trial-and-Error und Input aus der Forschungsentwicklung getestet hat. Während des Schreibens dachte ich jedoch an dich als mein Publikum, um meine Gedanken zu vereinfachen und meinem Wahnsinn eine Ordnung hinzuzufügen, um Sinn zu machen und deinem Leben einen Mehrwert zu verleihen. Der Schwerpunkt dieses Buches liegt also auf Dir und mir.

In diesem Buch gebe ich absichtlich keine Empfehlungen ab. Der Grund dafür ist, dass ich meine Erfahrungen ernsthaft teilen möchte, ohne jeglichen Hype oder andere Motive als utilitaristische Perspektive und gemeinnützige Ziele.

Ich möchte diese Erfahrungen jedoch mit Ihnen teilen, vorausgesetzt, Sie haben eine kritische Überprüfung dieser Punkte. Ich hoffe, dass einige Leser einige der Techniken auf der Grundlage ihrer Erfahrungen und Bedürfnisse anpassen oder anwenden können. Ich gebe bewusst keine Empfehlungen für den Einsatz dieser Techniken ab.

Einige Leser können sie als Validierungspunkt verwenden, wie ich es getan habe. Ich glaube, dass einige Leser bereits einige dieser Techniken und Ansätze verwenden; daher nicken sie ständig mit dem Kopf und fragen immer wieder, was als nächstes kommt.

Aufgrund der Kontroverse einiger Punkte glaube ich, dass einige Leser sie beurteilen werden, und erst nach einigen Schwierigkeiten versuchen sie, relevante Punkte als letztes Mittel auszuprobieren.

Wir sind alle Individuen und haben unterschiedliche Bedürfnisse, Erwartungen und Umstände. Deshalb nehme ich bei keiner Reaktion Anstoß. Meine aufrichtige Absicht ist es, meinen Lesern auf der Grundlage meiner Erfahrungen, insbesondere des schwer erlernbaren Unterrichts, eine praktische Perspektive zu bieten, so dass sie davon profitieren können, wenn sie für ihre Bedingungen relevant und möglich werden.

Publikum

Das Zielpublikum für dieses Buch sind diejenigen aufgeschlossenen Menschen, die persönliche Verantwortung übernehmen und Maßnahmen ergreifen, um sich in ihre beste Version zu verwandeln, indem sie die Erfahrungen anderer nutzen, getestete Bio-Hacks und bewährte Taktiken, die in einem bearbeiteten Buchformat dokumentiert sind.

Vorwarnung

Dieses Buch ist kein Ratschlag oder Rezept für jemanden. Ich teile nur meine persönlichen Erfahrungen und Erkenntnisse. Die in diesem Buch diskutierten Punkte sind in leicht zugänglichen Wissensquellen wie PubMed öffentlich zugänglich.

Im Vorfeld bin ich kein Arzt, Diätassistent, Ernährungsberater oder Psychologe. Ich habe jedoch berufsbezogene Promotionen und andere Habilitationen, so dass ich fortgeschrittene Forschung betreiben und die fortgeschrittenen Studien interpretieren kann. Ich bin eine Art PubMed-Junkie als mein Hobby.

Es ist wichtig festzustellen, dass dieses Buch als transformative Biographie einer Person gelesen werden kann, die verschiedene Techniken und Ansätze ausprobiert hat, die für ihre transformatorischen Ziele arbeiteten.

Ich empfehle niemandem in diesem Buch besonders meine Transformationswerkzeuge, Techniken, Ansätze oder persönlichen Hacks, da jeder von uns einzigartig ist. Die von mir verwendeten Techniken können für andere Menschen funktionieren oder auch nicht. Es liegt im Ermessen der Leser.

Wenn Sie wie ich aufgeschlossen sind und gerne von den transformatorischen Geschichten anderer Menschen lernen, können Sie dieses Buch lieben und es aufschlussreich finden. Es spiegelt wirklich echte Gedanken, Gefühle und Erfahrungen auf einer langen und schmerzhaften Reise wider.

Es ist jedoch wichtig, im Voraus zu kommunizieren, dass, wenn Sie sich von Menschen beleidigen lassen, die sich selbst biologisch hacken, alternative Ansätze zum Mainstream ausprobieren, tote Tiere von Nase bis Schwanz essen und sich unerbittlich erneuern, dieses Buch vielleicht nicht für Sie ist. Es gibt viele konservative und mainstreamorientierte Bücher für transformative Ziele.

Ansatz und Kontext

In diesem Buch biete ich einen praktischen Ansatz, der auf der soliden Erfahrung meiner Transformation zu besseren Versionen von mir selbst basiert. Das Lesen und Lernen aus einer Vielzahl von Forschungspublikationen, insbesondere PubMed, ist eine meiner Lieblingsaktivitäten. Allerdings habe ich absichtlich keine Überprüfung der Ressourcen zitiert, da Zitate das Buch in eine wissenschaftliche Publikation mit schwerfälligen Details verwandelt haben könnten.

Dieses Buch ist absichtlich in einem Gesprächsformat geschrieben, um es leicht lesbar und verständlich zu machen. Es wurde fast kein Fachjargon verwendet; wenn aus irgendeinem Grund ein Fachjargon verwendet wurde, wird er kurz erklärt und geklärt.

Um es noch einmal zu wiederholen, dies ist kein wissenschaftliches Buch; die meisten Hacks haben jedoch zunächst eine gewisse Unterstützung der Wissenschaft. Nichts wurde zufällig getestet, sondern auf der Grundlage einiger Hypothesen und der Erfahrungen anderer, die auch ähnliche Ansätze ausprobiert haben. Einige der in diesem Buch vorgestellten Ansätze sind bekannt, aber der Wert ergibt sich aus der individuellen Erprobung dieser Alternativen und der offenen Präsentation der persönlichen Ergebnisse, ohne Vorurteile oder kommerzielle Interessen.

Dieses Buch wurde nicht von einer Person oder Institution finanziert oder unterstützt. Dies ist eine sachliche und biographische Darstellung meiner Transformationserfahrungen.

Kapitel 2: Freudige Übung

Ich möchte mit dem Training beginnen, da dies den größten Einfluss auf meinen Transformationswandel hatte. Bevor Sie aufhören zu lesen, werden hier die Übungen vorgestellt, nicht die Art, die Sie belasten kann, sondern um Ihnen Freude zu bereiten. Ich werde dir nicht sagen, dass du jeden Tag ins Fitnessstudio gehen und stundenlanges Tragen von Schwergewicht schwitzen oder um fünf Uhr morgens schwimmen sollst. Ich stelle nur angenehme und bequeme Übungen vor, deshalb habe ich dieses Kapitel als "Freudige Übung" bezeichnet.

Trampolin

Ich stieß auf Trampoline, als vor Jahren in unserem Vorort ein neues Trampolin-Fitnesscenter eröffnet wurde. Mein junger Sohn war so sehr damit beschäftigt, dass er uns fast jeden Tag ins Zentrum schleppte. Er ist jetzt ein Erwachsener mit gutem Muskelaufbau.

Eines Tages war ich so neugierig, als er mit seinen Freunden sprang und an seiner Sitzung teilnahm. Es hat unglaublich viel Spaß gemacht. Ich erlebte meine Kindheit noch einmal. Die Zeit verging so schnell, dass eine einstündige Sitzung etwa eine Minute dauerte. Meine Herzfrequenz, die ich von meiner Smartuhr aus überprüfte, zeigte, dass sie sehr hoch war. Ich war in einem euphorischen Zustand.

Nach einer Stunde Springen fühlte ich mich in dieser Nacht großartig. Mein Schlaf war makellos. Jedes Mal, wenn wir unseren Sohn ins Zentrum brachten, sprang ich mit den Kindern weiter. Mit dieser einfachen Aktivität nahm meine Fitness in etwa einem Monat deutlich zu.

Nach einer Weile war es uns aufgrund seiner anderen

außerschulischen Aktivitäten und seines Bildungsengagements nicht mehr möglich, ins Zentrum zu gehen. Ich vermisste den Spaß wirklich, zögerte aber, als Erwachsener in ein Kinderzentrum zu gehen.

Dann sah ich eines Tages eine Anzeige auf YouTube über ein Trampolinunternehmen in den USA. Sie haben nach Übersee verschifft. Die Anzeige inspirierte mich, also bestellte ich ein kleines Trampolin für mein Studienzimmer.

Es war teurer als mein anderes Fitnessgerät, aber es war eine der besten Investitionen und nützlichsten Hacks, die ich je ausprobiert habe. Dieses einfache Werkzeug hatte einen großen Einfluss auf meine Gesundheit. Im Winter wurde es meine beste Freundin, besonders an Regentagen, an denen ich nicht ausgehen konnte.

Ich habe innovative Wege kennengelernt, um das Indoor-Trampolin zu benutzen. Es gibt Zeiten, in denen ich mir einige Programme auf meinem PC anschaue oder mir Hörbücher anhöre. Das sind die Zeiten, in denen man auf das Trampolin steigen und langsam gehen oder springen kann. Es hilft mir, meinen Stress zu reduzieren und mein tägliches Zehntausend-Schritte-Walking-Ziel zu erreichen.

Darüber hinaus habe ich gelernt, dass es einige zusätzliche Vorteile für unsere Gesundheit hat. Nachdem ich diese Vorteile gelernt hatte, beobachtete ich die positiven Veränderungen in meiner Gesundheit. Zum Beispiel erhöht es den Lymphfluss in unserem Körper und hilft so bei der Entgiftung. Auch die Reinigung des Lymphsystems kann unser Immunsystem verbessern.

Ein weiterer Vorteil, den ich in der Literatur fand, war die Erhöhung der Skelett- und Knochendichte. Dies ist besonders wichtig für meinen alternden Körper. Es kann vorbeugend gegen Skelettzerfall wirken.

Neben der verbesserten Fitness habe ich auch beobachtet, dass meine Herzfrequenz nicht mehr so hoch ist wie in früheren Tagen. Offensichtlich hat es mir geholfen, fitter zu werden.

Ich habe auch über den Vorteil der Erhöhung der Sauerstoffzirkulation und damit der Zellenergie gelesen. Ich habe kein Gerät, um dies zu testen, aber mein gesamtes Atemprofil hat sich verbessert, je nachdem, wie ich während der Trampolinsitzungen atme und danach sogar besser werde.

Ich bin vor Jahren gelaufen und gejoggt und habe mich danach wegen Schmerzen in meinen Gelenken schrecklich gefühlt. Jetzt, beim Joggen, Laufen oder Hüpfen auf dem Trampolin, gibt es keinen übermäßigen Druck auf meine Gelenke. Dies ist eine weitere vorbeugende Maßnahme gegen Alterung und potenzielle Skelettrisiken von Krankheiten.

Ein weiterer Vorteil, den ich durch das Springen auf dem Trampolin in verschiedenen Mustern, die ich von Kindern gelernt habe, gewann, war eine bessere Balance. Ich habe in der Literatur gelesen, dass das Springen auf einem Trampolin die vestibulären und halbrunden Kanäle im Mittelohr stimulieren und uns helfen kann, das Gleichgewicht zu verbessern.

Interessanterweise behaupten einige Trampolin-Fans sogar, dass sie Krebs durch eine verbesserte Zirkulation der Lymphflüssigkeit verhindern können, indem sie Krebszellen im Körper entfernen, aber ich habe keine Möglichkeit, dies in meinen Hacks zu testen. Es ist jedoch erfrischend, von diesen nützlichen Spekulationen zu hören, da sie in Zukunft möglicherweise validiert werden und zur Wahrheit werden. Ich persönlich würde einen offenen Geist über diese möglichen Vorteile von Trampolinen haben.

Das Beste von allem, ich hatte keine Nebenwirkungen beim Springen auf dem Trampolin. Das einzige Risiko besteht darin, vom Trampolin zu fallen, wenn es nicht richtig gemacht wird oder man nicht aufpasst. Deshalb achte ich darauf, dass sich keine scharfen Gegenstände um das Trampolin herum befinden, und es befindet sich auf einem glatten Teppich in meinem Studienzimmer.

Vibrationsmaschine

Diese Wundermaschine ist hervorragend für das gesamte Muskeltraining geeignet. Es macht Spaß und ist erschwinglich. Ich springe normalerweise zehn Minuten lang darauf und fühle, dass alle Muskeln trainiert sind. Es wurde ursprünglich für die Astronauten entwickelt, um die Muskelmasse im Weltraum zu halten, da die schnelle Vibration unwillkürliche Bewegungen der Muskeln verursacht.

Seit ich anfing, ein Vibrationsgerät zu benutzen, habe ich über zwölf Jahre lang Verbesserungen in meinem Muskeltonus und meiner Knochendichte festgestellt.

Der tägliche Einsatz eines Vibrationsgerätes verbesserte auch meine Fitness für andere Herz-Kreislauf-Übungen. Es war auch nützlich, ein besseres Gleichgewicht, mehr Flexibilität und Koordination zu wahren. Die Verwendung einer Vibrationsmaschine mit einem Trampolin zu Hause war für mich die beste Kombination aus einem täglichen Trainingsprogramm, auch wenn ich aufgrund von Wetterbedingungen, Arbeitszeit oder anderen Verpflichtungen nicht ausgehen oder an einigen Tagen ins Fitnessstudio gehen konnte.

Klimmzugmaschine

Ich fand die Klimmzugmaschine ein sehr effektives Kraft- und Krafttrainingsgerät. Pull-ups können verwendet werden, um Kraft zu entwickeln und die Muskelmasse zu erhöhen, wobei der Schwerpunkt auf den großen Muskeln des Rückens und des Bizeps liegt.

Eine Klimmzugmaschine zu Hause zu haben und morgens und abends nach der Arbeit ein paar Klimmzüge zu machen, wurde für mich zu einer guten Gewohnheit. An den Tagen, an denen ich nicht ins Fitnessstudio gehen kann, ist diese Pull-Up-Maschine nach der Trampolin- und Vibrationsmaschine meine erste Go-to-Maschine zu Hause. Während ich das Trampolin und die Vibrationsmaschine für kardiovaskuläre Zwecke benutze, benutze ich die Pull-up-Maschine für das Krafttraining.

Anfangs konnte ich nur fünf Pull-ups mit großem Aufwand machen. Mein ganzer Körper zitterte und wurde wund nach sogar einem Satz von fünf Wiederholungen. Nach jahrelanger Übung zu Hause an meiner eigenen Klimmzugmaschine kann ich nun täglich 20 aufeinanderfolgende Klimmzüge ohne Erholungszeit erreichen. Es dauert nur fünf Minuten, um drei Sätze zu machen. Ich fühle mich großartig, wenn ich morgens drei Sätze von 20 Pull-Ups mache. Der Kauf einer Pull-Up-Maschine war nur eine Investition von 200 Dollar, aber es hat sich wirklich gelohnt.

Kapitel 3: Lustiges Training im Freien

Intelligente Sonneneinstrahlung

Viele Jahre lang hatte ich Angst vor der Sonne, vor allem auf der Südhalbkugel. Viele beängstigende Anzeigen im Fernsehen, die Menschen zeigen, die schnell ein Melanom durch Sonneneinstrahlung bekommen, waren für mich sehr entmutigend. Die Anzeigen betonten die mangelnde Intelligenz, nackt unter der Sonne zu bleiben. Sie wiesen nicht einmal auf die Nutzung der Sonne für einen kurzen Zeitraum hin. Es war ein binärer Führer, da das Sonnenlicht böse war. Ich hatte Schwierigkeiten, diese Anzeigen zu glauben, aber ich habe sie für viele bedauernswerte Jahre eingehalten.

Ich habe gelernt, dass die Ultraviolett-B-Strahlung im Sonnenlicht für die Bildung von Vitamin D in unserem Körper benötigt wird. In der medizinischen Literatur wird Vitamin D als bedeutender hormonähnlicher Bestandteil für unsere Gesundheit angegeben. Es ist erwiesen, dass Vitamin D vorbeugend gegen Entzündungen wirkt, die Gehirnfunktion verbessert, den Blutdruck senkt, die Muskeln entspannt und sogar vor einigen Krebsarten schützt, im Gegensatz zu der Botschaft in den gruseligen Anzeigen.

Zusätzlich zu diesem Wissen dachte ich auch, dass unsere Vorfahren seit Jahrtausenden unter der Sonne wandelten, so dass unsere Gene an das Sonnenlicht angepasst werden mussten. Diese Annahme ließ mich mutig handeln. Ich war entschlossen, die persönliche Verantwortung für dieses Risiko zu übernehmen.

Mit diesem motivierenden Gedanken und dem Anblick vieler Menschen, die die Sonne auf intelligente Weise nutzen, wagte ich den Sprung unter das Sonnenlicht 15 Minuten am

Tag und erhöhte es nach einiger Zeit auf 30 Minuten, wobei ich über 40 Prozent meines Körpers der Sonne aussetzte. Ein Jahr lang hat die Anwendung einer 30-minütigen Sonnenlichttherapie einen enormen positiven Einfluss auf meine Gesundheit ausgeübt.

Zuerst erreichte mein Vitamin D-Spiegel ein optimales Niveau, wie von meinem Hausarzt beschrieben. Mein Testosteronspiegel ist deutlich gestiegen. Mein Cortisolspiegel sank auf normal, da er viele Jahre lang durch Stress und unangemessene Diäten erhöht war. Meine übliche Entzündung, verursacht durch Arthritis, nahm erheblich ab, wie aus meinen Blutaufblasemarkern wie CRP hervorgeht. Meine leichte Depression und gelegentliche Schlaflosigkeit verschwanden, da ich ein besseres hormonelles Gleichgewicht hatte. Kurz gesagt, mein Glück und meine Freude verlängerten sich, indem ich mich 30 Minuten am Tag dem Sonnenlicht aussetzte.

Ich führe diese Behandlung seit über fünf Jahren durch. Ich lasse mich regelmäßig auf mögliche Risiken wie Melanom, Holz berühren und habe bisher keine Nebenwirkungen festgestellt. Mein Vitamin D-Spiegel ist immer noch optimal, und ich fühle mich gut, wenn ich die Sonne sehe, besonders morgens. Es ist mein erster Akt, ein paar Minuten am frühen Morgen die Sonne zu sehen, um meinen zirkadianen Rhythmus zurückzusetzen. Die Sonneneinstrahlung am frühen Morgen hemmt den Melatoninproduktionsprozess, so dass die Schläfrigkeit schnell verschwindet.

Seitdem ich anfing, diese Aktivität täglich auszuführen, fühlte ich mich morgens wach und nachts schläfrig. Es ist erfreulich, einem natürlichen Rhythmus zu folgen.

Barfußmarsch

Vor langer Zeit, als unser Sohn mit dem Gehen begann, wollte unsere Familienkrankenschwester, dass er barfuß geht, da es ihm helfen würde, die Position und Bewegung seines

Körpers mit ständigem Feedback wahrzunehmen und zu erkennen. Später stellte ich fest, dass dies in der Literatur als "Propriozeption" bezeichnet wird.

Dieses Wissen blieb jahrelang bei mir hängen. Ich liebte es, barfuß am Strand im Sand und auf grünen Gräsern in Parks und unserem Garten herumzulaufen. Wir pflegen ein sauberes und gut gepflegtes grünes Gras in unserem Garten. Neben der Attraktivität für das Auge ist es auch mein tägliches therapeutisches Werkzeug.

Jedes Mal, wenn ich barfuß auf Sand oder Gras ging, fühlte ich etwas Angenehmes in meinem Körper, als würde der Stress dahinschmelzen und durch angenehme Gefühle ersetzt werden.

Eines Tages war ich neugierig und begann, darüber zu lesen und bemerkte, dass es in verschiedenen Gesundheitsgemeinschaften einen massiven Trend zum Barfußgehen gibt. Es gab Hunderte von Anekdoten von Menschen, die sich gut fühlen, wenn sie barfuß gehen, besonders auf Sand und Gras.

Es gab viele Erfahrungsberichte über die Vorteile des Barfußgehens auf Sand und Gras, insbesondere zum Abbau von Stress. Interessanterweise stieß ich auf Studien zu diesem Thema, die einen quantitativen Stressabbau fordern, wie beispielsweise über 60%.

Das überzeugendste Argument für das Gehen auf Sand oder Gras waren die Elektronen, die aus unserem Körper übertragen werden können. Es wurde herausgefunden, dass negativ geladene Elektronen aus unserem Körper von der Erde aufgenommen oder neutralisiert werden können.

Dieses Argument überzeugte mich, da ich das Gefühl hatte, barfuß auf Gras und Sand zu gehen, aber auch ein Erdungsgerät, das ich bei eBay gekauft habe. Dann habe ich diesen Hack mehrmals auf anderen Erdungsprodukten wie Matten und Bettwäsche repliziert.

Es gibt jedoch einen Vorbehalt: Diese Produkte waren, obwohl sie einige Änderungen in Bezug auf gute Gefühle vorgenommen haben, nicht so effektiv wie die tatsächlichen Spaziergänge auf Sand oder Gras. Deshalb habe ich ihnen zusätzliche Quellen für mein Erdungsschema an kalten und regnerischen Tagen gegeben, an denen es unmöglich wird, nach draußen zu gehen.

Diese Erdungswirkung von Barfuß hatte einen enormen Einfluss auf meinen Schlaf. An diesen Tagen ging ich um den Strand herum und auf dem Gras schlief ich nachts schnell ein und blieb länger eingeschlafen. Wie im Sleep Recording Hack erwähnt, war die tägliche Überprüfung meines Schlafverhaltens ein empirischer Beweis für die Vorteile des Barfußgehens für einen guten Schlaf.

Mein übliches Gehen auf Sand oder Gras dauert etwa zehntausend Schritte pro Tag. Es war sehr vorteilhaft für meine Gesundheit aus verschiedenen Blickwinkeln, wie z.B. mein Gewicht zu halten, meine mageren Muskeln zu erhalten und in guter Stimmung zu bleiben. Das langsame Gehen von etwa 90 Minuten (zehntausend Schritte) ist eine Gewohnheit, die ich über ein Jahrzehnt entwickelt habe und die ich jeden Tag wirklich genieße. Meine Smartuhr motiviert mich, von dieser guten Gewohnheit zu profitieren.

Ein weiteres Überwachungsgerät in meinem Smartphone ist eine App zur Messung meiner Herzfrequenzvariabilität. Als ich die Behauptungen las, dass Erdung die Herzfrequenzvariabilität verbessert, testete ich sie über sechs Monate und bemerkte eine wesentliche Verbesserung meiner Herzfrequenzvariabilität.

Neben diesen validierten Vorteilen lese ich einige Erfahrungsberichte und Spekulationen wie die Verbesserung der kardiovaskulären Gesundheit, das Gleichgewicht des autonomen Nervensystems, die Verbesserung der Blutviskosität und sogar die Steigerung der Leistungsfähigkeit. Sie klingen nach erstaunlichen Vorteilen, aber ich hatte noch keine Chance, sie in meinem Leben zu bestätigen. Ich freue mich auf einige überzeugende Studien zu diesen vielversprechenden Vorteilen.

Kapitel 4: Sofortige mentale Verstärkung

Kalte Dusche

Ich hätte nie gedacht, dass ich kalte Duschen so sehr genießen und meinen Morgenkaffee durch sie ersetzen würde. Als ich vor vielen Jahren die unglaublichen Vorteile auf einer Website las, dachte ich zunächst, es sei nur ein Hype oder übertrieben.

Es hat jedoch etwas Neugierde in mir geweckt, da ich immer wieder verschiedene Artikel und YouTube-Videos über die Vorteile von kalten Duschen sah. Nachdem ich eines Tages mehrere Erfahrungsberichte gelesen hatte, beschloss ich, selbst kalt zu duschen. Es war die schlimmste Erfahrung, die ich je gemacht habe. Mein Körper reagierte heftig. Ich dachte, ich würde sterben.

Dann habe ich mir YouTube-Videos angesehen, wie andere es gemacht haben. Ich lernte ein wenig über die Techniken wie das langsame Beginnen mit Beinen, Armen, dann Kopf und ganzen Körper. Die Techniken, die ich gelernt habe, haben mir geholfen, kalte Duschen etwas einfacher zu machen.

Was ich jedoch über den Umgang mit der Körperreaktion und dem Anpassungsprozess gelernt habe, war ein Augenschmaus. Jemand sagte, dass ich nicht in ein paar Minuten kalter Dusche sterben würde, obwohl sich der Körper danach anfühlt. Es ist ein Überlebensmechanismus des Körpers, so zu reagieren. In wenigen Minuten gewöhnte sich der Körper daran und begann sich wohl zu fühlen.

Es war genau richtig. Nach 30 Sekunden hat sich mein Körper daran gewöhnt. Die Nebenwirkung wurde langsam positiv. Ich fing an, mich besser zu fühlen. Das Wasser schien nach einer Weile wärmer zu werden, auch wenn ich den

Wasserhahn nicht gewechselt habe.

Das Beste daran war nach der Dusche. Es war ein fantastisches Gefühl. Alle Lethargie und morgendliche Schläfrigkeit verschwanden in wenigen Minuten. Ich fühlte mich, als hätte ich drei Tassen starken Espresso getrunken. Nicht nur mein Energieniveau war hoch, sondern auch mein Selbstvertrauen wuchs unglaublich.

Heutzutage, wenn ich einen herausfordernden Tag vor mir habe, habe ich ein paar Minuten kalte Dusche und fühle mich bereit für die Herausforderungen des Tages. Diese Gewohnheit half mir, meine Kaffeekonsum- und Koffeinabhängigkeit am Morgen zu reduzieren.

Nachdem ich über die Vorteile von Kaltduschen gelesen hatte, entdeckte ich eines Tages, dass kalte und heiße Duschen eine halbe Stunde vor dem Schlafengehen den zirkadianen Rhythmus zurücksetzen können. Das waren sehr nützliche Informationen für mich, da ich häufig über den Atlantik reiste und wie viele andere Reisende auch, Melatonin benutzte, um meine Jetlag-Probleme zu lösen.

Das Ausprobieren von 30 Sekunden kalten und 30 Sekunden heißen Duschen abwechselnd fünf- bis zehnmal eine halbe Stunde vor dem Schlafengehen hat mich bei der Lösung meiner Jetlag-Probleme verwundert. Ich habe seit dem aufgehört, Melatonin zu verwenden, da es Nebenwirkungen wie das Gefühl hat, am nächsten Tag schläfrig zu sein, besonders wenn es ein bewölkter Wintertag ist.

Gehirn-Spiele

Als ich auf Graduiertenebene Kognitionswissenschaften studierte, wusste ich, wie wichtig es ist, unser Gehirn mit verschiedenen Methoden zu stimulieren. Neben dem gewohnten Lesen habe ich auch verschiedene Kreuzworträtsel, Sudoku und andere

Denkübungen in Büchern verwendet, insbesondere aus Mensa oder anderen informationsorientierten Publikationen. Das alles war sehr hilfreich.

Meine Entdeckung von Lumosity und Elevate machte einen großen Unterschied bei der Stimulation meines Gehirns. Zuerst zweifelte ich ein wenig an den Vorteilen, die von den Eigentümern dieser Produkte angepriesen wurden. Nach einer Weile, die ich täglich mit ihnen spiele, genoss ich nicht nur die Zeit, die ich für diese kreativen Gehirnspiele verbrachte, sondern ich bemerkte auch eine Verbesserung meines Gedächtnisses, meiner Aufmerksamkeit, meiner Flexibilität und Beweglichkeit.

Sowohl Lumosity als auch Elevate bieten einen progressiven Ansatz für Gehirnspiele. Das Timing ist ein wesentlicher Faktor. Sie fordern auch die Geschwindigkeit heraus.

Ich freue mich auf neue Spiele, die mein Arbeitsgedächtnis, meine Mitarbeiterbindung, meinen Fokus und meine Problemlösung herausfordern. Ein tägliches zehn Minuten Gehirntraining ist eine wunderbare Gelegenheit, unser Gehirn gesund und fit zu halten.

Achtsamkeit und Meditation

Achtsamkeit wurde für mich zu einem Lebensstil. Das tägliche Üben von Achtsamkeit hatte den größten Einfluss auf meine geistige und emotionale Gesundheit. Seitdem ich angefangen habe, Achtsamkeit zu üben, hat sich meine insgesamt optimistische Stimmung deutlich verbessert. Ich behandle eine neue Persönlichkeit.

Achtsamkeit ist für mich unerlässlich, denn ich sehe sofortige Vorteile in den Zeiten, in denen ich wirklich festsitze und mich unglücklich fühle. Sobald ich anfange, Achtsamkeit zu üben, indem ich im Moment bin, indem ich mir der Dinge um mich herum, meiner Emotionen und Empfindungen in meinem Körper bewusst bin, kann ich plötzlich einen dramatischen Rückgang meines Stresses und meiner Angst erkennen.

Ich lernte, Achtsamkeit überall und jederzeit zu üben. Es ist ein müheloser natürlicher Zustand. Viele Traditionen verwenden es in verschiedenen Formaten unter verschiedenen Namen - zum Beispiel kontemplative Praktiken im Gebet oder Vermittlungsformate.

Für mich ist die reinste Form der Achtsamkeit die Konzentration auf meinen Atem, sobald ich merke, dass mein Gehirn wiederkäuend ist. Ich atme tief durch und zähle bis vier, dann halte ich ihn für eine Zählung von vier an und lasse ihn dann wieder auf eine Zählung von vier los. Während ich diesen langsamen Atemrhythmus für ein paar Minuten mache, konzentriere ich mich immer wieder auf jeden Atemzug. Dann setze ich meinen natürlichen Atemprozess fort und konzentriere mich auf jedes Ein- und Aussteigen und den Zwischenraum. Wann immer mir ein Gedanke in den Sinn kommt, erinnere ich mich sanft daran, dass mein Fokus auf meiner Atmung liegt.

Es ist für mich am besten, diesen einfachen Prozess 20 Minuten am Tag zu praktizieren. Ich versuche es normalerweise zehn Minuten am Morgen, wenn ich aufwache und zehn Minuten, bevor ich nachts ins Bett gehe.

Bittersalz

Die Entdeckung der Verwendung von Bittersalzen in meinen Bädern machte einen großen Unterschied in meinen körperlichen Empfindungen. Genauer gesagt, Bittersalz, das Magnesiumsulfat ist, half mir, meine Muskeln zu entspannen, besonders nach einem Training oder einer stressigen Situation.

Darüber hinaus half mir ein Bad mit Bittersalz, besser zu schlafen, meinen Stress abzubauen und meine Magnesiumzufuhr auf angenehme Weise zu erhöhen. Leider verursachte Magnesium in Tabletten- oder Pulverform, meist mehr als 600 mg, bei mir Durchfall. Ich nehme meine Magnesiumtabletten einmal täglich eine Stunde vor dem Schlafengehen ein.

Ein Bittersalzbad zu haben ist großartig, aber ich benutze es auch als Lösungsspray für den topischen Gebrauch zu anderen Zeiten. Es ist einfacher, das Spray zu tragen, wo ich hingehe. Wann immer ich Schmerzen in meinen Muskeln spüre, sprüh ich etwas Bittersalz auf sie und fühle die Entspannung in kürzester Zeit. Es ist ein unverzichtbares Werkzeug in meiner Notfalltasche.

Protokollierung

Das Aufzeichnen ist seit vielen Jahren eine meiner am besten etablierten Gewohnheiten. Es wurde zu einer Erweiterung meiner Gehirn- und Retentionsfähigkeit. Ich notiere mir alles Wichtige zu meiner Zeit in meinem elektronischen Tagebuch. Das Schreiben von Dingen gibt mir eine große Erleichterung.

Es ist heute einfach, ein elektronisches Journal zu führen. Viele Smartphones, Tablets und Laptops verfügen über Freitext-Editoren. Du kannst einfach deine Gedanken, Ideen, Pläne und so weiter notieren, wenn sie zu dir kommen.

Da es sich um Ihr Journal handelt, müssen Sie sich keine Gedanken über Grammatik, Struktur oder Bearbeitung machen. Es kann eine informelle Art sein, deine Gedanken zu schreiben. Journale sind für jeden eine sinnvolle Option. Wenn Sie kein elektronisches Gerät haben, ist es in Ordnung; Sie können in einem Notebook journalieren. Tatsächlich kann die Handschrift auf einem Blatt Papier noch therapeutischer sein, wie in der klassischen psychologischen Literatur betont wird.

Das Tagebuch ermöglicht es mir, meine Gedanken und Gefühle zu klären, insbesondere in problematischen Situationen. Durch das Tagebuch erhalte ich wertvolle

Selbsterkenntnis und Selbstvertrauen.

Darüber hinaus benutze ich es als Werkzeug zur Problemlösung. Interessanterweise, wenn ich anfange, meine Tastatur auf meinem Laptop zu benutzen, werden meine Gedanken deutlicher, und Lösungen für meine Probleme kommen zu Tipps meiner berührungssensitiven Finger. Es ist fast wie ein spiritueller Akt. Ich habe das Gefühl, dass mein höheres Selbst über meine Fingerspitzen mit mir spricht.

Bloggen kann eine Art Tagebuch sein. Da Blogging jedoch öffentlich zugänglich ist, können wir keine privaten Angelegenheiten in einen Blog schreiben. Es kann nützlich sein, allgemeine Ideen und Gedanken auszutauschen, die zum Teilen geeignet sind. Im privaten Journalismus können wir jedoch über alles im Detail schreiben, ohne das Risiko, jemanden außer uns selbst zu beleidigen.

Selbst-Konversation

Es gibt Zeiten, in denen ich gerne mit mir selbst über einen bestimmten Punkt spreche, der einige persönliche Einsichten erfordert. Es kann sich um eine therapeutische oder kreative Tätigkeit handeln. Diese Technik hat mir geholfen, Erfinder zu sein und innovative Lösungen am Arbeitsplatz zu entwickeln.

Manchmal nehme ich meine Gespräche mit einem Smartphone oder Laptop auf. Google Docs ist ein kostenloses Tool, das ich zu diesem Zweck auf meinem PC verwende. Darüber hinaus konvertiert diese kostenlose Textverarbeitungssoftware meine aufgenommene Stimme in Text. Dann kann ich den konvertierten Text in mein Tagesjournal einfügen.

Das Hören meiner aufgezeichneten Gespräche gibt mir später Hinweise auf meine Stimmung und die allgemeine psychologische Situation während der Aufnahmezeit. Diese aufschlussreichen Informationen helfen mir, wichtige Muster über meine Gefühle und Gedanken zu erkennen.

Durch die Aufzeichnung und tägliche Analyse meiner Selbstgespräche bin ich wie mein eigener Therapeut, der sich selbst überwachen und bei Bedarf die notwendigen therapeutischen Anpassungen vornehmen kann. Das hilft mir, Therapiegelder zu sparen. Meiner Meinung nach ist die Kontrolle über die geistige und emotionale Gesundheit ein faszinierendes Privileg in diesem Leben.

Da Englisch meine zweite Sprache war, hatte ich den enormen Vorteil, mein Konversationsenglisch durch die Verwendung dieser Sprachaufzeichnungsmethode zu verbessern. Es war faszinierend, auf meine eigene Stimme zu hören, meine eigenen Fehler anhand meiner Grammatikkenntnisse zu erkennen und sie zu korrigieren, um sie besser zu nutzen und flüssiger zu machen. Diese sprachliche Aktivität trägt auch zu meinen kognitiven Reserven bei, die über den Rahmen dieses Buches hinaus ein umfassendes Thema sind. Ich habe vor, diese Erfahrung in einem anderen Buch zu teilen, vielleicht in einem eher wissenschaftlichen.

Verbesserte Musik

Wie viele Menschen finde ich Musik als Werkzeug, um meine Stimmung sofort zu verbessern. Viele Jahre lang, während meines Studiums, war die Hintergrundmusik mein Konzentrationsmittel. Es war vor allem die Barockmusik, die mir das Lernen in erster Linie erleichterte. Ich höre immer noch Barockmusik zur Entspannung und Motivation.

Darüber hinaus höre ich, wenn ich aus irgendeinem Grund in einer schlechten Stimmung bin, erhebende Musik aus meinen ausgewählten besten Stücken in einer umfangreichen Sammlung. Es dauert nicht allzu lange, meine Stimmung in einen positiven Zustand zu versetzen, wenn ich mir die ausgewählten Stücke anhöre. Als starke Erinnerung senden sie sofort überzeugende Signale an mein Gehirn, um von einer negativen in eine positive Zone zu wechseln.

Der Einsatz von erhebender Musik in schwierigen Zeiten half mir, mich von einem pessimistischen zu einem optimistischen Menschen zu entwickeln. Ich erfuhr, dass mein Gehirn als Standard pessimistisch war, es sei denn, ich habe mich besonders bemüht, es in einen optimistischen Zustand zu versetzen.

Ein weiteres Werkzeug, das ich entdeckte, war das Tanzen, kombiniert mit meiner erhebenden Musik, zu Zeiten, in denen ich mich wirklich lethargisch fühlte. Nur fünf bis zehn Minuten Tanz mit ausgewählter erhebender Musik sorgen für einen zusätzlichen kognitiven Schub in meinem Geist und eine spürbare Anhebung meines Körpers. Mein Gehirn liebt Tanz und Musik und reagiert mit positiven Reaktionen. Hat jemand zum Beispiel Kerry Muzzeys "Architect of the Mind" mit Choreographie von Christopher Scott auf YouTube gesehen?

Kapitel 5: Intelligenter Schlaf

Schlafüberwachung

Der Schlaf ist in unserem Leben unerlässlich, sowohl kurz- als auch langfristig. Es spielt eine wesentliche Rolle in jedem Aspekt unserer Gesundheit. Jeder weiß das und bemüht sich bewusst, jede Nacht zu schlafen. Studien verbinden qualitativ hochwertigen Schlaf mit vielen Vorteilen wie besserer Stimmung, besserem Gedächtnis, besserer Libido und geringeren kardiovaskulären Risiken.

Ich lernte die Bedeutung des Schlafes kennen, als ich noch sehr jung war, und übernahm die gängige Weisheit, früh ins Bett zu gehen und früh aufzustehen. Mein Ziel war es immer, mindestens acht Stunden Schlaf zu bekommen.

Bis vor kurzem dachte ich, dass acht Stunden Schlaf genug wäre, also ahnte ich nie, dass meine schrecklichen Schwächen an manchen Tagen mit Schlafentzug zu tun hatten. Nach acht Stunden Schlaf schläfrig zu sein, war für mich ein Rätsel.

Der erwachende Moment geschah, als ich vor über fünf Jahren meine erste Fitness Smart-Watch kaufte. Es war ein Fitbit-Gerät. Es war die Überwachung, wie viele Stunden ich schlief, wie oft ich unruhig war und wie viel Prozent der Qualität meines Schlafes. Es war von meinem Handy, Tablett oder PC aus zugänglich.

Nach einigen Tagen der Überwachung meines Schlafes bemerkte ich, dass ich, obwohl ich acht Stunden für meinen Schlaf vorgesehen hatte, manchmal weniger als sechs Stunden Qualitätsschlaf hatte. Zwei Stunden wurden als wach oder unruhig aufgezeichnet. Es war verheerend, als ich das bemerkte.

Basierend auf diesen Informationen habe ich dann meine Schlafzeiten erhöht und sichergestellt, dass die Qualitätsstunden mindestens acht Stunden betragen. Dann gab es eine große Veränderung in meiner Stimmung, meinem Energieniveau und meinen allgemeinen Gefühlen. Ich fühlte mich wunderbar an den Tagen, an denen der Qualitätsschlaf bei acht Stunden oder mehr aufgezeichnet wurde. Es war eine wichtige Lektion zu lernen, dass nicht die gesamten Schlafstunden, sondern die Qualität der Schlafstunden von Bedeutung waren.

Ein weiterer Vorteil der Schlafüberwachung ist es, zu sehen, wie lange es dauert, bis man einschlafen kann. Diese kleine Information kann wichtige Auswirkungen auf die Festlegung von Schlafmustern haben. Wenn ich nach 20 Minuten nicht einschlafen kann, stehe ich auf und versuche, einige schlaffördernde Aktivitäten durchzuführen, wie von der CBT (Cognitive Behavioral Therapy) empfohlen.

Heutzutage benutze ich meine intelligente Uhr konsequent, um meinen Schlaf täglich zu überwachen. Jeden Morgen überprüfe ich mein Fitbit Dashboard auf Menge und Qualität des Schlafes, den ich bekomme. Wenn ich aus irgendeinem Grund weniger als acht Stunden Schlaf bekomme, ergreife ich informierte Maßnahmen zur Behebung.

Hier ist ein wichtiger Hack, den ich im Zusammenhang mit dem Umgang mit kurzfristigem Schlafentzug gelernt habe, um bei der Arbeit effektiv zu sein oder was auch immer wir an diesem Tag tun sollten. Ich verwende eine Ergänzung namens N-Acetyl-Tyrosin mit einer Koffeintablette. Tyrosin ist eine Aminosäure und diese Acetylversion kann die Hirnblutbarriere passieren. Es hilft mir, mindestens sechs Stunden mit guten Gefühlen wach zu bleiben. Ich muss es selten benutzen, aber wenn ich es brauche, wirkt es bei mir Wunder. Ich habe mehr darüber in den Abschnitten der Ergänzung angegeben.

Silikon Gehörschutzstöpsel

Ich bin sehr empfindlich gegenüber Geräuschen. Vor allem, wenn beim Schlafengehen mitten in der Nacht Geräusche gemacht werden, wache ich sehr schnell auf. Selbst die kleinsten Geräusche können mich leicht aufwecken.

Viele Jahre lang wusste ich nicht, warum ich so oft aufwachte. Als ich lernte, Silikon-Ohrstöpsel zu verwenden, um den Lärm, der in meine Ohren kommt, zu reduzieren, verbesserte sich meine Schlafqualität wirklich.

Nach der Verwendung der Silikon-Ohrstöpsel nahm die Häufigkeit meiner Aufwachphasen dramatisch ab. Ich habe ein paar verschiedene Arten von Ohrstöpseln ausprobiert, aber sie waren nicht so praktisch und bequem wie die Silikon-Ohrstöpsel. Sie sind preiswert und in vielen Apotheken oder Online Convenience Stores leicht zu finden.

Augenmaske

Dunkelheit ist entscheidend für einen guten Schlaf. Unser Gehirn ist verkabelt, um Melatonin auf natürliche Weise zu produzieren, wenn es dunkel wird. Daher ist das Schlafen in einem dunklen Raum sehr wichtig, um einen erholsamen Schlaf zu haben.

Auch wenn ich meinen Raum dunkel halte, gibt es manchmal etwas wenig Licht, das auf verschiedene Weise in den Raum eindringen kann. Als sekundäres Unterstützungssystem zur Aufrechterhaltung der absoluten Dunkelheit benutze ich schwarze Seidenaugenmasken.

Nach der Verwendung der Silikon-Ohrstöpsel und dem Hinzufügen einer Augenmaske zu meinem Schlafrhythmus verbesserte sich die Qualität meines Schlafes weiter. Wenn ich einen guten Schlaf bekomme, verläuft mein Tag reibungslos, mit Optimismus, Freude und Glück. Selbst die wichtigsten Herausforderungen scheinen beherrschbar.

Kühlraum

Ein kühles Zimmer ist ein weiterer wesentlicher Faktor, um einen guten Schlaf zu gewährleisten. Vor langer Zeit dachte ich, dass ein warmes, gemütliches Zimmer gut zum Schlafen wäre, aber ich lag so falsch. Es war kontraintuitiv.

Als ich lernte, die Temperatur meines Zimmers um 18 Grad Celsius zu senken, verbesserte sich meine Schlafqualität weiter. Interessanterweise hat sich mein Körper an die kühlere Temperatur gewöhnt.

Das größte Problem mit dem warmen Raum war das Aufwachen mitten in der Nacht mit Schweiß und einem juckenden Körper. Ich hasste es, mich nachts juckend zu fühlen, was dazu führte, dass ich den Schlaf verlor und zu einem Schlaflosen wurde. Deshalb nahm ich die kühle Temperatur in meinem Schlafzimmer sehr gerne an.

Luftfilter

Zusätzlich zu den oben genannten praktischen Maßnahmen habe ich auch einen Luftfilter in mein Schlafzimmer eingebaut, nachdem ich viele positive Erfahrungsberichte über sie gelesen habe.

Das Hinzufügen einer Luftreinigungsmaschine zu meinem Schlafzimmer ließ mich den Unterschied spüren, ob ich nachts frische und saubere Luft atme. Eine so erschwingliche, leise Maschine ist eine ideale Ergänzung zum Schlafzimmer, um die Schlafqualität zu verbessern.

Darüber hinaus habe ich auch Lampen auf Himalaya-Salzbasis in mein Schlafzimmer eingebaut. Es wird angenommen, dass diese Lampen negative Ionen verbreiten und positive toxische Moleküle in der Luft anziehen. Allerdings habe ich keine Maßnahme, um die Wirksamkeit dieser Lampen nachzuweisen. Sie können eine ausgezeichnete Ergänzung zum Schlafzimmer sein. Ich atme gerne saubere

Luft zu Hause ein.

Kalte und heiße Dusche

Seitdem ich anfing, vor dem Schlafengehen etwa drei Minuten lang 30 Sekunden kalt und 30 Sekunden heiß zu duschen, fühlte ich einen großen Unterschied im schnellen Einschlafen und im Tiefschlafen. Mein Verständnis des Mechanismus für den Wechsel von Kälte und einer heißen Dusche vor dem Schlafengehen bestimmt den zirkadianen Rhythmus. Ich habe mehr Informationen über mein Kaltduschprogramm und seine Vorteile im Abschnitt Kaltdusche in diesem Buch bereitgestellt.

Blaulichtblockade

Es ist schön, tagsüber eine natürliche blaue Lichtexposition zu haben. Die Exposition gegenüber blauem Licht bei Nacht kann jedoch problematisch sein, da diese Exposition unseren zirkadianen Rhythmus negativ beeinflussen kann.

Es gibt jedoch praktische Lösungen, um diese zu lösen. Eine der effektivsten Lösungen ist die Verwendung von Blaulichtblockern. Wir können auch blaues Licht erzeugende Geräte wie Mobiltelefone, Tablets, PCs und Fernseher mindestens eine Stunde vor dem Schlafengehen ausschalten. Es wird empfohlen, das Licht zu dimmen und die Blaulichtbelastung noch früher, z.B. zwei bis drei Stunden vor dem Schlafengehen, zu reduzieren.

Als praktische Umsetzung lernte ich, Flux-Software auf meinem PC zu benutzen, um dieses Problem nachts zu lösen. Mein Handy geht auch automatisch in die Nachtschicht. Nachdem ich die nachteilige Wirkung von blauem Licht auf den zirkadianen Rhythmus gelernt hatte, entfernte ich alle Geräte, die blaues Licht erzeugten, aus meinem Zimmer. Es war in vielen Geräten wie dem Wecker und sogar in meiner geliebten Luftreinigungsanlage, also bedecke ich ihr blaues

Licht mit einem Stück dunklem, klebrigem Papier.

Optimiertes Magnesium

Die Einnahme einer Magnesiumtablette eine Stunde vor meiner Schlafenszeit trug zu meiner Schlafqualität bei. Die übliche Dosis von Magnesium, die ich nehme, liegt bei etwa 400 Mg. Mehr als das verursachte bei mir Durchfall. Wegen der schlechten Verdauung der Magnesiumzufuhr lernte ich, Magnesium durch meine Haut zu nehmen.

Deshalb nehme ich ein Bad mit Bittersalz. Dies ist die Sulfatform von Magnesium und wird von der Haut gut vertragen. Darüber hinaus verwende ich manchmal Magnesiumcreme, wenn es Muskelkater in meinem Körper gibt, besonders an den Tagen mit Krafttraining.

Neben Stress und Entspannung der Muskeln habe ich gelernt, dass optimiertes Magnesium in unserem Körper viele andere Vorteile für unseren Stoffwechsel hat; deshalb nehme ich es täglich entweder in Tabletten-, Bade- oder Cremeform ein, um sicherzustellen, dass meine Magnesiumwerte optimal sind.

Kapitel 6: Ungewöhnliche Ernährung

Mein kurzer Ernährungshintergrund

Mein ganzes Leben lang habe ich viele Diäten probiert. Keine der Diäten oder Ansätze, die ich auf der Grundlage von Mainstream-Beratung ausprobierte, funktionierte für mich. Sie alle hinterließen Chaos, das ich auf teure Weise ausfüllen musste.

Einige von ihnen haben meiner Gesundheit wirklich geschadet. Nehmen wir als Beispiel die fruchtbetonte Ernährung. Ich habe mich einige Monate lang fruchtbar ernährt. Es veranlasste mich, im dritten Monat einen meiner Zähne zu verlieren. Ich war erst 28 Jahre alt. Auch wenn es sich anfangs großartig anfühlte, war es nach ein paar Monaten völlig gefährlich, nur Früchte zu essen. Ich erfuhr, dass es keine nachhaltige Ernährung war und gab nach drei Monaten auf.

Dann probierte ich eine vegetarische Ernährung aus und dachte, dass sie in dieser Zeit als die gesündeste Diät angekündigt wurde. Es war ein weiterer großer Fehler für mich. Bei allem Respekt für vegetarische Freunde, es war eine der schlimmsten Diäten für meine Gesundheit. Ich habe gelernt, dass meine genetische Ausstattung es nicht unterstützt, Vegetarier zu sein. Sobald ich mit etwas Fleisch anfing, fühlte ich mich besser und meine Gesundheit wandte sich dem Durchschnitt zu. Ich war mit meiner Gesamtleistung noch nicht zufrieden.

Dann hörte ich einige kommerzielle Diäten, bei denen sie Lebensmittel an Ihr Zuhause liefern. Die Menge an Lebensmitteln ist gering, da ihre Ernährung auf der Portionskontrolle basiert. Ich hungerte die ganze Nacht und Hungergefühle machten mich verrückt. Mehrmals in der

Nacht besuchte ich den Kühlschrank, zwang aber meinen Willen, die Hungergefühle zu überwinden. Es war eine schlechte Wahl. Ja, diese Diät hat mir ein wenig geholfen, ein paar Kilo abzunehmen, aber sie hat nichts bewirkt, was hier erwähnenswert wäre.

Entdecken Sie die ungewöhnliche Ernährung

Warum sollte ich diese "ungewöhnliche Ernährung" nennen? Mein Grund ist, dass die Ernährung, die ich erwähnen werde, nicht Mainstream ist, und ich glaube, dass sie Nebenwirkungen wie einen hohen Cholesterinspiegel verursacht hat und daher möglicherweise mit kardiovaskulären Risiken verbunden ist.

Es ist auch (hypothetisch) mit Krebs verbunden. Die Behauptungen basierten nur auf epidemiologischen Studien. Zum Beispiel habe ich keine wissenschaftliche Studie über das Essen von Fleisch gefunden, das Krebs verursacht.

Früher glaubte ich an diese Wahrnehmungen, die in den Medien, verschiedenen Quellen im Internet und sogar in einigen Publikationen schwebten. Als ich jedoch anfing, die medizinische und ernährungswissenschaftliche Literatur zu überprüfen, gab es kaum Hinweise auf diese Behauptungen. Mit meinem persönlich erworbenen neuen Wissen wurde mein Vertrauen in den Übergang zu dieser Diät sehr einfach.

Mein Ziel ist es hier nicht, eine neue Art von Diät beiseite zu halten oder andere Diäten zu beschuldigen, sondern zu zeigen, wie diese ungewöhnliche Diät für mich vorteilhaft wurde. Es ist wichtig zu betonen, dass diese Ernährung einen der größten Auswirkungen auf meine Gesundheit hatte, um meine Gesamtleistung zu verbessern. Lassen Sie mich diese Reise kurz erklären und wie sie verlaufen ist.

Der Übergang von Keto zu Fleischfresser

Nachdem ich alle anderen Diäten ausprobiert hatte, die ich vorhin erwähnt habe, war es glücklicherweise möglich, mit der Ketogenic, auch bekannt als Keto, Diät zurechtzukommen. Der wichtigste Beitrag der Keto-Diät für mich ist, dass sie mir geholfen hat, mich an das Fett anzupassen.

Mehrere Jahre lang habe ich Keto ausprobiert und es sehr genossen. Ich fühlte mich bei dieser Diät nie hungrig oder launisch. Mit durchschnittlich 1,5 nmol Ketonspiegel in meinem Blutkreislauf fühlte ich mich nicht nur klar im Denken, sondern auch meine Entzündungssymptome wurden deutlich reduziert.

Als die Keto-Diät mich fettangepasst hat, fühlte ich mich natürlich bereit, die Fleischfresser-Diät auszuprobieren. Während dieser Zeit (vor über fünf Jahren) kannte ich den Namen Carnivore nicht, wie er erst vor zwei Jahren in den Medien erschien, aber ich nannte ihn eine reine Tiernahrung ohne Milchprodukte und Eier - mit anderen Worten, eine reine Fleischnahrung.

Ich habe die Pflanzen (Gemüse und Obst) aus meiner Keto-Diät entfernt. Allerdings war meine Fettaufnahme immer noch hoch, aber die Quelle war nur tierisches Fett. Als ich der Keto-Diät folgte, trank ich jeden Tag ein paar Esslöffel Olivenöl und aß mehrere Esslöffel Butter.

Umarmung der Fleischfresser-Diät

Der Wechsel von Keto zu Fleischfresser war sehr einfach und mühelos. Die Hauptänderung bestand darin, die Pflanzenquellen aus meiner Ernährung zu entfernen. Dazu gehörten pflanzliche Fette wie Olivenöl, Nussöle und so weiter.

Am Anfang habe ich Eier und Milchprodukte in Butter und Kefirform gegessen. Ich habe es geliebt, selbstgemachten

Kefir zu trinken. Eines Tages beschloss ich, Eier und Milchprodukte sowie meinen Lieblingskefir zu entfernen. Es war schwer, den Kefir aufzugeben. Ich glaubte religiös an seine gesundheitlichen Vorteile, aber später erfuhr ich, dass es nicht für meine genetische Ausstattung war, also verabschiedete ich mich leider von meinem geliebten Kefir.

Das Entfernen von Pflanzen, Milchprodukten und Eiern ließ mich nur mit Fleischquellen zum Überleben und Gedeihen zurück. Lassen Sie mich erklären, was ich mit dieser ungewöhnlichen Ernährung esse, um zu überleben und zu gedeihen.

Ich esse 100% tierisches Fleisch, tierische Organe, tierisches Fett und tierische Knochen. Das ist es! Meine Haupternährung umfasst hauptsächlich Fleisch, Knochen, Fett und Organe von Kühen und Schafen.

Außerdem esse ich dreimal pro Woche Fisch und Meeresfrüchte. Ich habe gelernt, wie man eine Vielzahl von Gerichten zubereitet, indem man eine Kombination dieser Speisenarten verwendet. Wie viele andere dachte ich, dass es langweilig sein könnte, aber es war mehr als ich erwartet hatte.

Die Hauptorgane, die ich in meine Ernährung einbeziehe, sind Leber, Gehirn, Nieren, Herz und Knochenmark. Der Verzehr dieser Organe half mir, alle wichtigen Mineralien und Vitamine zu erhalten, die im Muskelfleisch fehlen können.

Vor kurzem bin ich froh, dass einige führende Ärzte im Internet den Verzehr von Organfleisch unterstützen. So nennt einer meiner Lieblingsärzte online (Dr. Paul Saladino) diese Diät "ein Tier von der Nase bis zum Schwanz essen[ing]". Ich fand seine Nachrichten über eine Fleischfresser-Diät im Internet sehr kraftvoll und eine ausgezeichnete Bestätigung meiner ungewöhnlichen Ernährung.

Ich bin so froh, dass es jetzt einen Namen für meine

ungewöhnliche Ernährung gibt und viele Menschen versuchen es und profitieren davon. Es wird als Carnivore Diät bezeichnet. Ich mag inspirierende Videos von Dr. Sean Baker auf YouTube, ein Gespräch über das Gespräch und das Gehen mit der Art von Person, die ich immens respektiere. Ich war auch beeindruckt von den Transformationen von Mikayla Patterson und Amber O'Hearn, mit denen ich mich eng identifizieren kann. Ich möchte auch die erstaunlichen Organgesichte und ihre Bedeutung für unsere Gesundheit erwähnen, die Frank Tufano vorgestellt hat.

Neben Fleisch koche ich 24 Stunden lang Rinder- oder Lammknochen im Slow Cooker und trinke täglich fünf bis acht Tassen Knochenbrühe. Das tägliche Trinken von hausgemachter Knochenbrühe bietet mehrere gesundheitliche Vorteile. Die Hauptvorteile sind die Verbesserung meiner Verdauung und Schlafqualität durch den Ausgleich meines Glykingehalts. Ich schien Glycin in meinen vorherigen Diäten zu vermissen, sogar in der Keto-Diät.

Das 24-stündige Kochen der Knochen im Langsamkocher macht die Knochen auch sehr weich und zerdrückbar. Ich lege die weichen Knochen in eine Küchenmaschine wie Nutri Bullet, die sie in winzige Stücke wie Mehl verwandelt. Zerquetschte Knochen sorgen für meine tägliche natürliche Kalziumzufuhr.

Das Hinzufügen von zerkleinerten Knochen zu einer Knochenbrühe-Suppe macht sie auch cremig und köstlich, wenn sie in einem Nutri Bullet verarbeitet wird. Alternativ füge ich manchmal einen Löffel Knochenmehlpulver hinzu, das in einem Gesundheitszentrum gekauft werden kann, wenn mir zu Hause die weichen Knochen ausgehen.

Fisch und Meeresfrüchte

Ich esse drei- bis fünfmal pro Woche Fisch. Der Hauptfisch, den ich esse, ist Wildlachs. Gelegentlich esse ich auch andere Fische wie Makrele und Sardinen.

Meine Hauptquellen für Meeresfrüchte sind Garnelen. Garnelen sind kalorienarmes Essen, liefern aber komplett proteinreiches Fleisch, wenn ich meine Proteinzufuhr an den Tagen von Fisch und Meeresfrüchten erhöhen möchte.

Trotz meines Glaubens an die Qualität und Vollständigkeit dieser Ernährung habe ich noch ein paar Ergänzungen. Eine wichtige Ergänzung, die ich habe, besonders an den Tagen, an denen ich keinen Fisch esse, sind ein paar Fisch- oder Krillöltabletten. Ich weiß, wie wichtig Omega-3-Fettsäuren für unser Gehirn und die Reduzierung von Entzündungen in unserem Körper sind.

Worauf verzichte ich bei dieser Diät?

Obwohl es einen Hype um die Vorteile von Speck als Fleischfresseressen gibt, esse ich kein verarbeitetes Fleisch. Es ist natürlich köstlich und kann gelegentlich gut zu essen sein.

Ich bin auch sehr vorsichtig, Fleisch nicht zu überkochen oder zu verbrennen, da die Nebenwirkungen von überkochtem oder verbranntem Fleisch gut dokumentiert sind. Normalerweise koche ich mein Fleisch 15-20 Minuten lang in einem Elektrobackofen.

Abgesehen von schädlichen Auswirkungen ist überkochtes Fleisch oder verbranntes Grillfleisch für mich ein Abschalten. Meine Lieblingskochmethode ist roh bis mittel, besonders für Steaks und Lachs im Ofen.

Wie bereits erwähnt, in meiner Eliminierungsdiät, esse ich auch keine pflanzlichen Lebensmittel, Eier und Milchprodukte.

Vorteile der Fleischfresser-Diät

In den letzten fünf Jahren hat mir das Essen von Fleisch, Organfleisch, Fisch und Garnelen geholfen, mich wie die beste Version von mir selbst zu fühlen. Niemals hat eine Diät so viel in meinem Leben verändert; deshalb bin ich entschlossen, sie fortzusetzen, bis ich irgendwelche negativen Auswirkungen feststelle. Bisher habe ich keine negativen Auswirkungen erlebt.

Zusammenfassend lässt sich sagen, dass die Hauptvorteile der Fleischfresser-Diät für mich der Verdauungskomfort, die mentale Klarheit, der fettarme Anteil, die erhöhte fettfreie Muskelmasse, die reduzierte Entzündung und die reduzierten Schmerzen in Muskeln, Gelenken und Bändern sind. In Bezug auf den Verdauungskomfort trug vor allem der Verlust von Blähungen bei. Es ist toll, einen flachen Bauch zu haben.

Basierend auf den Vorteilen und transformativen Veränderungen in meiner Gesundheit habe ich nicht die Absicht, Pflanzen, Milchprodukte oder Eier hinzuzufügen, solange ich diese Version von mir behalten kann, um mich glücklich, freudig und zufrieden zu machen.

Alle Nebenwirkungen der Fleischfresser-Diät

Insgesamt hatte ich in den letzten fünf Jahren bisher keine Nebenwirkungen. Ein kleinerer Punkt, an dem ich arbeite, ist jedoch, jeden möglichen übermäßigen Harnstoff im Blut anzusprechen, der durch übermäßige Proteinzufuhr ab und zu verursacht werden kann.

Da ich normalerweise fettes Fleisch und Organfleisch esse, ist es nicht üblich, dass ich Protein übermäßig konsumiere. Mein Körper weiß, wann er aufhören muss, was das Protein betrifft. Es erzeugt eine spürbare Sättigung. Wie von meinen Eltern in meiner Kindheit aufgezwungen, lasse ich normalerweise kein Essen auf dem Teller zurück. In dieser Diät gab es ironischerweise Zeiten, in denen ich anhalten und einige meiner Lieblings-Rippen-Augen-Steaks zurücklassen musste, weil ich die Sättigung erreicht hatte, bevor ich mein Essen beendete. Ich werfe mein übrig gebliebenes Rippchenauge nicht weg, da es in Australien sehr teuer ist. Ich esse es bei meiner nächsten Mahlzeit.

Jedoch als Vorsichtsmaßnahme füge ich drei Gramm Citrullinmalat zu meinem Wasser hinzu, wenn ich denke, dass ich überdosiert habe. Citrullin ist eine Aminosäurekomponente des Harnstoffzyklus in der Leber und hilft, den Harnstoff zu entfernen. Ein paar Mal versuchte ich es mit Ornithin und Arginin, aber sie machten keinen Unterschied. Ich bevorzuge Citrullin, da mich der saure Geschmack anspricht.

Um dies zu überprüfen, habe ich mehrmals auf Harnstoff getestet und festgestellt, dass Harnstoff in meinem Blut auf einem gesunden Niveau ist.

Verdauungsenzyme

Ich liebe es, tierische Fette zu essen. Mein Metzger denkt, dass ich an Cholesterin sterben könnte, wenn er mir Kilo tierisches Fett gibt, anstatt sie in die Mülltonnen zu werfen. Es ist kostenlos, weil niemand tierisches Fett aus Angst vor Cholesterin kaufen will. Es ist ein umstrittenes und bedeutendes Thema, aber ich habe keine Angst vor Cholesterin, stattdessen nehme ich es an. Jede Zelle in unserem Körper braucht es. Unser Körper produziert zusätzliches Cholesterin, wenn keine Nahrung zugeführt wird. Es ist ein natürlicher Prozess. Ich habe gelernt, indem ich getestet habe, dass der Verzehr von Cholesterin Ihren Cholesterinspiegel möglicherweise nicht erhöhen kann.

Wie bereits erwähnt, habe ich viele Jahre lang die Ketogene Ernährung durchgeführt. Es gab Zeiten, in denen ich übermäßig tierische Fette aß, besonders wenn ich eine Mahlzeit pro Tag hatte. In einem dieser Fälle führte mich ein Freund von mir, der Sporternährungswissenschaftler ist, in einen Verdauungsenzymkomplex ein.

Die Ergänzung beinhaltete lebenswichtige Enzyme wie Amylase, Protease, Lipase und andere enzymatische Inhaltsstoffe wie Betaine HCI und Ox Bile Extract. Es gab noch ein paar andere Enzyme, aber sie waren keine großen.

Als ich nach einer fetten Mahlzeit ein Nahrungsergänzungsmittel für Verdauungsenzyme einnahm, verschwanden meine Verdauungsstörungen. Mein Magen und Bauch waren glücklich. Ich verstehe, dass es nicht für jeden wichtig ist, aber es funktioniert gut für mich.

Da ich hauptsächlich tierisches Fett mit etwas Protein und fast ohne Kohlenhydrate esse, brauchte ich nur Protease und Lipase. Später entdeckte ich die reine Lipase in drei verschiedenen Formaten, wie z.B. Lipase, 1, 2 und 3. Dieses gut formulierte Produkt hat einen großen Beitrag zur Verbesserung meiner Verdauung geleistet.

Ich verstehe, dass der Hauptzweck von Verdauungsenzymen darin besteht, Nahrung für Energie abzubauen. Es war interessant, aus den ernährungs- und diätbezogenen Publikationen zu lesen, dass Verdauungsenzyme Entzündungen verringern, Symptome von IBS reduzieren und sogar Arthritisschmerzen lindern können.

Salz

Ich wusste nicht, wie wichtig Salz für unseren Körper ist, besonders wenn ich in Ketose war. Die Bedeutung von Salz kennenzulernen und meine Salzzufuhr zu erhöhen, war für mich ein Lebensretter. Salz half mir, meine Keto-Grippe zu überwinden und in sehr kurzer Zeit fettanpassend zu werden.

Nach der Erhöhung meiner Salzzufuhr verschwanden einige Muskelschmerzen vor allem am frühen Morgen, nach 12 Stunden Fasten,.

Kleine Kopfschmerzen verschwanden, nachdem man ein Glas Salzwasser mit einem Teelöffel Himalaya-Rosasensalz, Meersalz oder Redmond Echtes Salz getrunken hatte.

Ich habe gelernt, Salz nach dem Schwitzen zu nehmen,

besonders in der Sauna oder nach intensivem Herz- oder Krafttraining. Es ist eine Gewohnheit für mich, Salz in meiner Notfalltasche zu tragen.

Mein Blutdruck ist normal, am unteren Ende. Aus irgendeinem Grund, wenn mein Blutdruck sinkt, trinke ich ein Glas Salzwasser und es hilft, meinen Blutdruck wieder normal zu machen.

Aktivierte Holzkohle

Holzkohle ist eine wunderbare Zutat in meiner Ernährung. Ich nehme es einmal pro Woche oder gelegentlich, wenn es einen Magen oder Darmverstimmung gibt. Heutzutage passiert es mir selten.

Der Hauptgrund für die Einnahme von Aktivkohle einmal pro Woche ist, giftige Mineralien aus meinem Darm zu entfernen. Da ich mindestens dreimal pro Woche Fisch esse, glaube ich, dass mein Körper einer gewissen Menge Quecksilber ausgesetzt ist.

Da ich zwei Stunden nach der Hauptmahlzeit einmal pro Woche Aktivkohle nehme, hat sich meine Verdauung stark verbessert. Es half auch, meine Haut zu verbessern. Ich denke, dass es an den reinigenden Eigenschaften der Aktivkohle liegen kann.

Gegründet auf wiederholten Publikationen, ist mein Verständnis, dass Aktivkohle Giftstoffe im Darm einschließt und die Absorption dieser Giftstoffe verhindert. Der Mechanismus dafür ist, dass Aktivkohle, da sie negativ geladen ist, positiv geladene Moleküle wie Toxine anzieht. Dann hilft es, diese Giftstoffe über den Kot aus dem Körper zu entfernen.

Die Vorsicht ist geboten, Aktivkohle zwei Stunden nach den Mahlzeiten einzunehmen, damit sie die Verdauung nicht stört. Die wöchentliche Anwendung ist für mich die optimale Lösung. Die tägliche Einnahme kann schädlich sein,

da sie auch andere nützliche Mineralien im Darm reduzieren
kann.

Kapitel 7: Effektive Nahrungsergänzungsmittel

Ich benutze einige Ergänzungsmittel, um meine Leistung zu steigern. Diese bewährten Ergänzungen haben einen Mehrwert für mein Wohlbefinden geschaffen, weshalb ich sie als beitragende Faktoren für meine Transformation hinzugefügt habe.

Ich möchte diese nützlichen Ergänzungen hier mit Ihnen teilen. Einige dieser Ergänzungen können für einige Leute umstritten klingen, aber ich habe sie immer mit wissenschaftlicher Unterstützung von prominenten Studien und Diskussionen mit meinen Mentoren verwendet, die sie auch sicher ausprobiert haben.

Dies sind keine Empfehlungen. Der Grund, warum ich sie hier aufzeigte, ist, dass diese Ergänzungsmittel mir wirklich geholfen haben. Sie sind vielleicht nicht so hilfreich für andere. Es ist eine vernünftige Praxis, dass jeder seine eigene Forschung betreibt, sie auf der Grundlage seiner persönlichen Bedürfnisse und Umstände ausprobiert und natürlich mit seinen vertrauenswürdigen Beratern diskutiert und dann die volle Verantwortung für das Für und Wider übernimmt.

Koffein

Obwohl ich Kaffee und Tee sehr liebe, haben sie mir den Magen verdorben; deshalb kann ich sie nicht trinken. Es ist sehr enttäuschend, den Geruch und Geschmack von frisch gebrühtem Kaffee und speziellem Tee wie Earl Grey zu verpassen. Ich kann heutzutage nicht einmal mehr Kräutertees genießen, da sie mir auch den Magen durcheinander bringen. Aus irgendeinem Grund nimmt mein Körper alles von Pflanzen als Fremdkörper wahr. Ich bin jetzt dankbar, dass ich mir dessen bewusst bin. Viele Jahre lang wusste ich nichts von dieser Intoleranz und mit starkem äußeren Einfluss auf den Nutzen der Pflanzen litt ich sehr.

Trotz des Verzichts auf Pflanzen ist mir Koffein aus verschiedenen Gründen sehr wichtig. Wer was über Koffein sagt, ist seit vielen Jahren nichts so effektiv wie Koffein für meinen kognitiven Schub und nichts half mir besser, meine gelegentliche leichte Depression ohne nennenswerte Nebenwirkungen loszuwerden. Es ist unabhängig, da ich mehrmals aufgegeben und versucht habe, ohne Koffein zu überleben und es durch andere so genannte "adoptierende Nahrungsergänzungsmittel" wie Ginseng, Ashwagandha, Kurkuma und so weiter ersetzt habe. Sie alle ließen mich mich schlechter fühlen, mit vielen unerträglichen Nebenwirkungen, einschließlich anhaltender Blähungen.

Mein Koffeinkonsum ist sehr spezifisch, kontrolliert und überwacht. Es ist keine gewöhnliche Handlung mehr. Es ist ein Werkzeug, das bei Bedarf eingesetzt werden kann. Ich verwende nur morgens Koffeintabletten mit sorgfältigem Timing und in genauen Dosen. Es ist offensichtlich, dass Koffein, wenn es für die meisten Menschen nachmittags eingenommen wird, Schlafstörungen verursachen kann. Das gilt auch für mich.

Deshalb nehme ich eine 200 mg Koffeintablette an den Tagen, an denen ich früh zur Arbeit oder ins Fitnessstudio gehen muss. Die von mir verwendeten Koffeintabletten verursachen keine Magenverstimmung im Gegensatz zu Kaffee, Tee oder koffeinhaltigen Getränken. Außerdem kann ich sicher sein, dass die genaue Menge an Koffein mit Tabletten eingenommen wird, da dieses Wissen beim Trinken von Kaffee oder Tee nicht möglich war. Je nach Qualität von Kaffee oder Tee kann die Dosis sehr unterschiedlich sein.

Ich weiß, dass einige von Ihnen diesen Hack aufgrund seiner umstrittenen Natur nicht genehmigen werden, aber aufrichtig, die Verwendung von Koffeintabletten zu bestimmten Zeiten hat meine Lebensqualität verbessert, wenn sie mit verantwortungsvoller Dosierung und Timing genommen wird. Es hilft mir immer noch enorm, wenn ich es vor dem Mittag bei Bedarf nehme; deshalb teile ich diesen kleinen Hack hier mit Zuversicht und ohne Scham.

Nikotin

Hier ist eine weitere umstrittene Ergänzung, aber bitte lesen Sie weiter, um diesen Wahnsinn hinter meiner Bestellung zu verstehen. Ich bin kein Raucher und empfehle niemandem definitiv zu rauchen. Es ist eine schädliche Gewohnheit, die wissenschaftlich erwiesen ist.

Das erste Mal, als ich von den Vorteilen von Nikotin für den menschlichen kognitiven Prozess hörte, war, als ich Mitte der 90er Jahre meinen Doktorgrad machte. Sie wurde uns durch eine unserer kognitionswissenschaftlichen Vorträge auf elegante Weise vermittelt. Wir waren alle überrascht von der Wissenschaft hinter den Vorteilen von Nikotin und einige Raucher nickteen mit Triumph. Es hatte jedoch nichts mit dem Rauchen zu tun.

Seitdem gibt es einige weitere Studien über den kurzfristigen Nutzen von reinem Nikotin, insbesondere für das Gedächtnis, in einer sehr niedrigen Dosis, wie sie in einem Pflaster oder durch Kauen eines Kaugummis durchgeführt werden. Es wurde besonders darauf hingewiesen, dass Nikotin aus Pflastern, Kaugummi oder Rauten, aber nicht aus Zigaretten stammen sollte, da der Rauch von Zigaretten nachweislich mehrere gesundheitsschädliche Giftstoffe enthält.

Ich rauche nicht, aber ich habe gelegentlich Nikotinkaugummis während schwieriger Prüfungen in meinem Postgraduiertenstudium und komplexer Problemlösungssitzungen am Arbeitsplatz ausprobiert. Es war hilfreich, meinen Stress und meine Angst zu reduzieren und meine Motivation so weit wie möglich zu halten.

Glücklicherweise hatte ich keine Nebenwirkungen außer einem bitteren Geschmack des Zahnfleisches. Einmal habe ich einen Patch ausprobiert, aber er hat den Patchpunkt für mich sehr juckend gemacht, so dass ich ihn nicht mehr weiter benutzte.

Da es jedoch noch keine Langzeitstudien über die Wirkung von reinem Nikotin gibt, bin ich etwas zögerlich, dies als übliches Nahrungsergänzungsmittel für mich selbst zu verwenden, also verwende ich es nur selten, wenn ich es wirklich brauche.

N-Acetyl-Tyrosine

Tyrosin ist eine Aminosäure, die wir normalerweise aus unserer Proteinaufnahme erhalten. Mein Verständnis ist, dass diese Aminosäure in unserem Körper verwendet wird, um Hormone wie Adrenalin, Noradrenalin und Dopamin zu produzieren.

Ich benutze diese Version von Tyrosin (N-Acetyl-Tyrosin) speziell als effektive Ergänzung, um meine geistige Wachsamkeit bei Bedarf zu erhöhen. An diese Version ist ein zusätzlicher Wirkstoff namens "Essigsäure" gebunden. Die Zugabe von Essigsäure zu Tyrosin erhöht die Bioverfügbarkeit und Absorption, wenn wir sie verdauen.

Obwohl einige Nebenwirkungen wie Übelkeit in der Literatur erwähnt werden, bemerkte ich persönlich keine Nebenwirkung, indem ich 350 mg Einnahme in einem gefasteten Zustand hatte, für gelegentlichen Gebrauch, normalerweise morgens. Wenn ich diese Ergänzung mit einer halben Koffeintablette (100 mg) kombiniere, kann sie noch effektiver für meine Wachsamkeit und Motivation an meinen anspruchsvollen Morgen sein.

N-Acetyl-Cysteine

Cystein ist eine weitere Aminosäure. Es handelt sich

nicht um ein Medikament oder ein Medikament. Die Version von Cystein, die ich verwende, ist eine ergänzende Form namens N-Acetyl-Cystein (NAC).

Mein Hauptgrund für die tägliche Anwendung dieses Supplements ist es, die natürliche Bildung von Glutathion in meinem Körper zu unterstützen. Wie in der medizinischen Literatur gut dokumentiert, ist Glutathion das meisterhafte Antioxidans in unserem Körper. NAC ist ein Co-Faktor für die Herstellung von Glutathion. Ich nehme gelegentlich 600 mg dieses Supplements.

Obwohl es ein direktes glutathionverstärkendes Nahrungsergänzungsmittel gibt, wird es von den Ärzten nicht empfohlen, da es die natürliche Produktion dieses kritischen Antioxidans im Körper negativ beeinflussen kann. Daher wird NAC als eine praktikable Alternative angesehen.

Als gut untersuchte Ergänzung habe ich viele andere Vorteile von NAC gelernt. Zusammenfassend kann NAC beispielsweise den Entgiftungsprozess im Körper unterstützen, den Glutamatspiegel in unserem Gehirn regulieren, die Symptome einiger psychiatrischer Störungen reduzieren und damit das Suchtverhalten reduzieren.

Darüber hinaus kann NAC Symptome von Atemwegserkrankungen lindern, Entzündungen im Fettgewebe verringern, die Insulinresistenz reduzieren und die Immunfunktion erhöhen. Für mich ist es eine Wunderergänzung. Ich hatte keine wahrnehmbaren Nebenwirkungen nach gelegentlicher Anwendung, wie z.B. ein- oder zweimal pro Woche, etwa 600 mg, in den letzten fünf Jahren.

Alpha-Liponsäure

Als organische Verbindung ist Alpha-Liponsäure in allen menschlichen Zellen, innerhalb der Mitochondrien, zu finden. Es ist nicht nur ein profundes Antioxidans, sondern auch, wie jüngste Forschungsstudien zeigen, kann es eine Rolle bei der Gewichtskontrolle und der Unterstützung anderer Stoffwechselaktivitäten im Körper spielen.

Mein Grund, Alpha-Liponsäure als gelegentliche Ergänzung zu meiner Ernährung aufzunehmen, ist die Recyclingfähigkeit von Vitamin C und Vitamin E. Ich ergänze die Vitamine C und E nicht.

Weitere Vorteile der Alpha-Liponsäure, die ich gelernt habe, sind die Fähigkeit, die Hautalterung zu verlangsamen, die Nervenfunktion zu verbessern, den Blutzuckerspiegel zu senken und Entzündungen zu reduzieren.

Es wurde mir von vielen Bio-Hackern empfohlen, die über fortgeschrittene Abschlüsse oder große Erfahrung in verschiedenen medizinischen Bereichen verfügen. Obwohl einige Nebenwirkungen wie das Erhalten angewidert dokumentiert werden, erfuhr ich keine wahrnehmbaren Nebenwirkungen, indem ich 600 mg gelegentlich, wie ein oder zweimal pro Woche, in den letzten fünf Jahren nahm.

NADH

NADH steht für Nicotinamid-Adenin-Dinukleotid. NADH ist die aktive Coenzym-Form von Vitamin B3. Es kommt auf natürliche Weise im Körper vor und spielt eine wichtige Rolle bei der Energieproduktion jeder menschlichen Zelle.

Niedriges NADH ist mit mehreren Stoffwechselproblemen im Körper verbunden, wie z.B. Gewichtszunahme, chronisches Fatigue-Syndrom und Herz-Kreislauf-Probleme.

Optimiertes NADH ist entscheidend für die DNA-Reparatur, den verbesserten Stoffwechsel und die allgemeine gesunde Zellfunktion. Unser Energiekraftwerk Mitochondrien bezieht seine Elektronen von NADH.

Wir können NADH durch eine bessere Ernährung,

intensive Bewegung, die Nutzung der Trockensauna und andere gesunde Praktiken erhöhen. Nachdem ich jedoch die aktuelle Forschung gelesen hatte, die die Auswirkungen niedriger und optimierter NADH-Werte dokumentiert, entschied ich mich für eine Ergänzung.

Die Risiken und Nebenwirkungen sind auch für mich zumutbar. Ein wichtiger Punkt, den ich gelernt habe, ist die Verwendung von NADH mit einem Supplement namens TMG (Trimethylglycin), um mögliche Methylierungsprobleme anzugehen.

Nachdem ich anfing, NADH-Ergänzung in 10 mg gelegentlich, ein- oder zweimal wöchentlich, in den letzten drei Jahren zu verwenden, fühlte ich verbesserte Geistesklarheit, mehr Wachsamkeit, bessere Konzentration auf meine täglichen Aktivitäten und erfuhr verringerte Ermüdung, besonders am Nachmittag.

Ich bin mir immer noch nicht hundertprozentig sicher, ob ich mit NADH als Ergänzung fortfahren werde, aber die jüngsten Studien über seine Wirkung auf die Gehirnaktivitäten klingen atemberaubend. Deshalb beobachte ich den Fortschritt der NADH-Forschung genau und kann mich entscheiden, auf der Grundlage der Ergebnisse fortzufahren.

Kapitel 8: Täglicher Gesundheitsfokus

Allgemeines Entzündungsbewusstsein

Entzündungen sind in unserem Körper unvermeidlich. Es ist ein natürlicher Heilungsprozess. Es gibt jedoch Zeiten, in denen es übertrieben sein kann und eine Vielzahl von Problemen für unsere Gesundheit verursacht.

Mein Körper produzierte aus unbekannten Gründen eine übermäßige Entzündung. Ich litt viele Jahre lang ohne richtige Diagnose. Nach weiteren Untersuchungen durch Fachärzte schien der Hauptverursacher die rheumatoide Arthritis zu sein. Viele Jahre lang wurde es nicht entdeckt und verursachte mir immenses Leid.

In diesen Jahren war ich mir nicht bewusst, wie wichtig eine Entzündung für unsere Gesundheit ist. Ich hatte es nicht einmal als einen lebensverändernden Faktor betrachtet. Ich dachte, es sei nur ein Zustand, den mein Körper hatte, und akzeptierte ihn blind und mit einer Art Opfermentalität. Einer meiner Spezialisten sagte, dass es keine Heilung dafür gibt, also muss ich ein Leben lang auf Voltaren-Tabletten bleiben, und wenn die Symptome zunehmen, könnten sie regelmäßige Injektionen in Betracht gezogen haben, um meine Entzündung zu reduzieren.

Ich war so naiv, damals so viel Vertrauen in Mediziner und Institutionen zu haben. Dies ist ein großes Bedauern darüber, dass wir eine so passive Einstellung haben. Nachdem ich einen selbstverwalteten Heilungsansatz entdeckt hatte, wie er in diesem Buch erwähnt wird, versprach ich mir, nie wieder einen allgemeinen medizinischen Rat anzunehmen, ohne die Gründe gründlich in Frage zu stellen und nach Alternativen zu suchen.

Meine Sichtweise auf die Entzündung änderte sich

völlig, nachdem ich bei meinen Lieben einige entzündliche Zustände wie eine Autoimmunerkrankung beobachtet hatte. Ich verstand die kritische Bedeutung der Entzündung in unserem Leben. Mein Vater starb in einem relativ jungen Alter an einer entzündlichen Autoimmunerkrankung, obwohl er von allen anderen Seiten sehr gesund war und dem Mainstream-Ratschlag religiös folgte. Da er sich einer stark pflanzlichen Ernährung unter Verzicht auf rotes Fleisch aus Angst vor Wahrnehmungskrebs und Herz-Kreislauf-Erkrankungen unterlag, wurde sein Vitamin B12-Spiegel als extrem niedrig eingestuft und leider erst nach der Schädigung seiner Motoneuronen entdeckt.

Dieses ergreifende Leiden motivierte mich, die Art und die Auswirkungen von Entzündungen in unserem Leben weiter zu untersuchen. Meine Ergebnisse waren für mich ein Augenschmaus, dass die meisten Krankheiten in der medizinischen Literatur mit einer Entzündung verbunden oder damit verbunden waren. Ironischerweise stellte ich fest, dass die Intoleranz gegenüber den so genannten gesündesten Pflanzen einige Grundursachen für sie in meinem Zustand begründete.

Es ist wichtig darauf hinzuweisen, dass der Schwerpunkt der gesundheitlichen Auswirkungen auf die chronische Entzündung lag, die Art der Entzündung, die über einen langen Zeitraum im Körper bleibt, und nicht auf die kurzfristige, akute Entzündung, die eine natürliche Heilungsnotwendigkeit ist.

Es war klar, dass eine akute Entzündung sogar als gesund angesehen wird, weil der Körper versucht, ein zugrunde liegendes Problem wie einen Schnitt oder eine Verletzung zu beheben. Akute Entzündungen sind ein eingebauter Heilungsmechanismus im menschlichen Körper, deshalb nehme ich sie an, besonders nach intensiven Trainingseinheiten.

Nachdem ich die Auswirkungen der Entzündung, insbesondere die Nebenwirkungen der chronischen Entzündung auf unsere Gesundheit, kennengelernt hatte, begann ich zu lernen, wie man die Ursachen der Entzündung an der Wurzel packt und somit diese Symptome reduziert.

Einige der zuvor erwähnten Hacks in diesem Buch halfen mir, mit meinen Entzündungskrankheiten effektiv umzugehen. Z.B. änderte einfach meine Diät auf Nullvergaser, klopfte in mein Körperfett als Hauptenergiequelle und produzierte Ketone, die natürlich eine enorme vorteilhafte Auswirkung auf meine Entzündung hatten.

Sobald mein Körper Ketone um 1,5 nmol produzierte, verschwanden die meisten schmerzhaften Gefühle aus meinem Körper. Mein Hausarzt konnte nicht an den Fortschritt meiner Entzündungsmarker in meinem Bluttest glauben und bat sogar um weitere Tests. Es war meine Schuld, dass ich meine Null-Kohlenhydrat-Diät nicht meinem Arzt offenbarte, da es ihm nicht gefiel, als ich ihn nach seiner Meinung fragte. Trotz seiner Missbilligung habe ich eine kohlenhydratfreie Ernährung eingeführt, um meine Gesundheit zu verbessern, indem ich persönliche Verantwortung übernehme.

Mein Arzt hat mehrere Blutmarker für Entzündungen angefordert. Zum Beispiel überprüfe ich immer noch regelmäßig meine CRP (C-reaktives Protein), ESR (Erythrozyten-Sedimentationsrate) und PV (Plasmaviskosität) alle sechs Monate.

Die Hauptursachen für Entzündungen in meinem Fall waren offensichtlich, dass ich in meinen früheren Diäten übermäßige Kohlenhydrate wie Brot, Pasta, Reis, Kartoffeln und so genannten gesunden Fruchtsaft hatte. Die schlechten Auswirkungen wurden mit ineffizienten Stressmanagementtechniken, einschließlich gebrochener Schlafmuster, kombiniert.

Neben der Ernährungsumstellung trugen auch die Einführung von Stressbewältigungsinstrumenten wie Trockensauna, Bittersalzbädern, freudigen Übungen und der Verbesserung meiner Schlafqualität hervorragend dazu bei, chronische Entzündungen in meinem Körper zu reduzieren. Mit reduzierter Entzündung fühle ich mich jünger, glücklicher und gesünder.

Blutüberwachung

Für viele Jahre war ich auf hohen Vergaserdiäten, aß viel Brot, Reis und Kartoffeln und trank übermäßige frisch gepresste Fruchtsäfte. Ich dachte, Fruchtsaft wäre das gesündeste Getränk. Nach jeder Mahlzeit und dem Trinken von Fruchtsaft fühlte ich mich immer lethargisch, besonders nachmittags.

Ich dachte, es wäre ein normaler menschlicher Zustand, nachmittags lethargisch zu sein. Doch manchmal, wenn ich sehr energische Menschen sah, die die ganze Zeit mit Bohnen voll waren, dachte ich, dass sie sehr koffeinhaltig waren oder energetisierende Medikamente nahmen oder genetisch begabt waren. Im Nachhinein war dies ein schlechtes Urteil.

Als ich von der Bedeutung der Blutzuckerschwankungen für unsere Stimmung, unseren Energiehaushalt und unsere allgemeine psychische Gesundheit erfuhr, wollte ich meinen Blutzuckerspiegel überprüfen. Während dieser Zeit war eine verlockende Tatsache, dass unsere Blutbahn nur einen Teelöffel Zucker auf einmal umgehen kann, während ich viele Löffel Zucker aus verschiedenen Nahrungsquellen und Fruchtsäften bekomme, einschließlich zuckerhaltigem Kaffee und Tee, die an diesen Tagen meine wichtigsten Getränke waren. Wie ignorant und falsch informiert ich war! Ironischerweise haben meine Pflegeärzte nie darauf hingewiesen, dass meine schlechte

Ernährung die Quelle meines Leidens war.

Mit meiner Neugierde fand ich eines Tages ein preiswertes Blutzuckermessgerät von eBay und kaufte Glukoseteststreifen aus der Apotheke. Der Apotheker fragte mich, ob ich Diabetiker bin, da die Kosten für den privaten Kauf sehr hoch waren. Es dauerte eine Weile, bis ich sie davon überzeugt hatte, dass ich vielleicht prädiabetisch bin; deshalb musste ich meinen Blutzucker überprüfen, um sicherzustellen, dass er täglich in akzeptablen Grenzen liegt. Sie bestand darauf, dass ich es über das Medicare-System kaufen sollte, wegen der hohen Kosten. Wenn es um meine Gesundheit geht, insbesondere wenn ich mich selbst sicher bio-hacke, sind die Kosten überhaupt kein Thema.

Es war erstaunlich zu sehen, wie mein Blutzucker nach den Hauptmahlzeiten so hoch wurde. Fruchtsäfte stiegen in die Höhe. Ich fragte mich, wie Fruchtsaft für Kinder und Erwachsene empfohlen wurde, besonders zum Frühstück. Mein erhöhter Blutzuckerspiegel brauchte vier Stunden, um sich in einen normalen Bereich einzuordnen.

Dieser einfache Test motivierte mich, meine Kohlenhydrate zu reduzieren und meine Protein- und Fettaufnahme zu erhöhen. Zuerst, in einer Woche oder so, fühlte ich mich ein wenig träge wegen der Ketogrippe, aber in der zweiten Woche stieg mein Energieniveau hoch an. Plötzlich fühlte ich mich wunderbar. Ich begrüßte eine neue Version von mir selbst mit einem einfachen Hack!

Mit dieser kleinen, aber unglaublichen Verbesserung meiner allgemeinen Gesundheit begann ich weiter zu suchen, um kohlenhydratarme, fettreiche Diäten zu verstehen. Ich stieß auf die Ketogene Ernährung, die eine erstaunliche Veränderung für meine allgemeine Gesundheit war, sowohl körperlich als auch geistig. Obwohl ich so viele negative Aspekte der Ketogenic-Diät gehört habe, mit vielen beängstigenden Vorstellungen, bedeuteten sie mir nichts, weil es eine ideale Ernährung für meinen Körper war.

Jeder negative Aspekt der Ketogenic-Diät verblasste, da mir keiner dieser unerwünschten Bedingungen passierte. Alles war genau das Gegenteil. Mehr Informationen über meinen Ernährungshintergrund gebe ich im Kapitel über ungewöhnliche Ernährung in diesem Buch.

Mit dieser Begeisterung begann ich, meinen Blutzucker- und Ketonspiegel jeden Tag, ein paar Mal am Tag zu testen, sie in einer Tabelle festzuhalten und Datensätze zu erstellen, die mein Gewicht, meine Bauchgröße, meinen Fettanteil, meine Muskelqualität, meine Schlafzeit, meine Kalorienzufuhr, meinen Blutdruck, meine Salzmenge und viele weitere tägliche Messungen beinhalten. Ich habe meine Fähigkeiten in der Datenarchitektur bei der detaillierten Überwachung meines Gesundheitszustandes geübt.

Der optimale Blutzuckerspiegel und die erhöhten Ketonwerte motivierten mich sehr, diese Aufzeichnungen mehrere Monate lang religiös zu führen. Einige Monate später wurde ich völlig fettverträglich, und meine schrecklichen Hungergefühle verschwanden. Mein Energieniveau war ähnlich wie als ich ein Teenager war. Tatsächlich trug ich mit über 50 Jahren meine Jeans, die ich im Alter von 18 Jahren gekauft hatte.

Mein Denken wurde deutlicher und meine Stimmung war immer auf der positiven und optimistischen Seite. Meine Familienmitglieder, Freunde und Kollegen reizten mich, ob ich Anti-Aging-Therapien wie Botox oder andere Methoden zur Körperverbesserung durchführte.

Mit dieser Energie und Begeisterung erhöhte ich meine Trainingszeiten, sowohl aerob als auch anaerob (Cardio- und Krafttrainingsformate). Bewegung half mir, meinen Blutzuckerspiegel noch weiter zu optimieren und meinen Ketonspiegel zu erhöhen. Da ich mich meistens in einer hohen Ketose befand, fühlte ich mich fast euphorisch. Nein, ich habe keine Muskeln verloren!

Meine Problemlösungs-, Aufmerksamkeits-, mentale Flexibilität, Beweglichkeit und Gedächtnisfähigkeiten verbesserten sich ebenfalls. Wie in einem anderen Abschnitt erwähnt, bin ich bei Lumosity and Elevate abonniert, um meine mentalen Fähigkeiten wie Gedächtnis, Aufmerksamkeit, Problemlösung, Flexibilität und Agilität zu messen. Meine täglichen Praktiken von Mind Games haben sich dramatisch verbessert.

Eine einfache Neugierde bei der Blutüberwachung eröffnete neue Wege für meine Ernährung, mein körperliches Training und meine geistigen Anstrengungen. Ich teste immer noch meinen Blutzucker- und Ketonspiegel, aber nicht so oft wie im ersten Jahr. Mein Körper ist so abgestimmt, dass ich sogar meinen Blutzucker- und Ketonspiegel erraten kann, wenn ich mein tägliches Verhalten beobachte.

Dann habe ich auch gelernt, dass es viele andere Bluttests gibt, die andere Aspekte unserer Gesundheit überwachen. Unsere Hausärzte führen nur minimale Bluttests durch und wie jeder normale Bürger dachte ich, dass sie ausreichend sind, um mehr über unser Gesundheitsprofil zu erfahren. Es war ein weiterer Fehler zu glauben, dass Mainstream unbegründete Ansprüche auf unnötige Bluttests.

Die nächste Stufe für mich war die Teilnahme an den Specialist Level Tests. Ich habe mich gefreut zu wissen, dass ein Facharzt - zum Beispiel ein Endokrinologe - viele hormonelle Tests durchführen könnte, um ein Profil der hormonellen Situation zu erstellen. Da Medicare nicht unterstützte, bezahlte ich Fachärzte, um mir Einblicke in mehrere wichtige Bluttests zu geben. Meiner Meinung nach war dies eine gute Investition für meine Gesundheit. Wenn ich meine Bedingungen dem Mainstream und Medicare überlassen würde, hätte ich inzwischen sterben können.

Darüber hinaus habe ich gelernt, dass es viele spezielle Bluttests gibt, die wir durch Online-Pathologien ohne Rezept durchführen können. Einige sind anspruchsvolle und teure

Tests. Sie können nützliche Erkenntnisse über unsere Gesundheitssituation liefern. Zusätzlich zu den Bluttests ließ ich meine DNA sogar privat online testen und erhielt aufschlussreiche Ergebnisse. Mein Hausarzt sagte, es sei Zeitverschwendung. Aber es hat sich gelohnt, denn ein paar einfache Hinweise lieferten mir wirklich wertvolle Lektionen und validierten einige verdächtige Situationen über meine genetische Veranlagung.

Zahngesundheit

Wir alle wissen um die Bedeutung der Zahnhygiene. Im Allgemeinen kann es helfen, Karies, Zahnfleischerkrankungen und sogar schlechten Atem zu verhindern. Zahnfleischerkrankungen und damit verbundene Entzündungen sind ebenfalls mit Herz-Kreislauf-Erkrankungen verbunden.

Mein Verständnis des Mechanismus für Zahnfleischerkrankungen, die zu Herzproblemen führen, ist, dass die Entzündung im Mund auch die Entzündung der Arterien beeinflusst. Diese Entzündung der Arterien kann zur Bildung von atherosklerotischen Plaques führen. Diese Art von Plaques in den Arterien kann das Risiko eines Herzinfarkts erhöhen oder sogar einen Schlaganfall verursachen.

Mit diesem Wissen habe ich gelernt, mehr auf meine Zahngesundheit zu achten. Eine einfache Maßnahme war es, das Zähneputzen dreimal täglich zu erhöhen. Ich habe zweimal gebürstet.

Viele Jahre lang ging ich mindestens einmal im Jahr zum Zahnarzt. Meine Zahnärzte sprachen über die Bedeutung von Zahnbürsten und Zahnseide. Vor einigen Jahren stieß ich jedoch auf die Interdentalbürstung, die den größten Beitrag zu meiner Zahnhygiene leistete.

Das Problem, das ich fand, war, dass Zähneputzen und

Zahnseide nicht immer zwischen allen Zahnnuten sauber waren. Durch diese Einschränkung können sich an diesen schwer zugänglichen Stellen unserer Zahnsysteme schnell schädliche Plaque und Zahnstein entwickeln.

Ich erlebte, dass die Lösung zur Reinigung zwischen den Zahnnuten die Verwendung von Interdentalbürsten war. Sie sind speziell geformt, um in die Zahnnuten zu greifen und Ablagerungen und Plaque zu entfernen. Ich verstand, dass die Interdentalbürstung die effektivste Lösung war, um eine Bakterienbesiedlung zu verhindern, die Karies verursacht.

Neben dem Interdentalbürsten stieß ich kürzlich auch auf eine neue Zahnpasta mit Aktivkohle. Ich benutze Aktivkohle immer für andere Zwecke, habe sie aber noch nie zuvor für die Zahnpflege verwendet. Diese spezielle Zahnpasta, die mit Aktivkohle formuliert wurde, half mir, die Flecken auf meinen Zähnen effektiver zu entfernen.

Entgegen dem Rat meiner Zahnärzte verwende ich zwischen den Bürstzeiten natürliche Mundwasserflüssigkeiten, um meinen Mund zu regenerieren. Mit der Einführung von natürlichen Mundwasserflüssigkeiten bemerkte ich sogar eine weitere Verbesserung meiner Zahngesundheit, aber meine Zahnärzte glauben es nicht. Es ist für mich in Ordnung, da ich ihre Ansicht respektiere, aber meine bewährte Taktik praktiziere, um die Vorteile zu erfahren. Meine Gesundheit ist kein Diskussionspunkt für Zahnärzte. Meine wahren Gefühle und persönlichen Erfahrungen treiben meine Motivation an.

Hautgesundheit

Die Haut ist unbestreitbar das größte Organ in unserem Körper und erfordert daher viel Aufmerksamkeit. Die Hautgesundheit ist ein sehr breites Thema. Es berührt viele Disziplinen und Lebensstilfaktoren wie Ernährung, Bewegung, Sonneneinstrahlung, Reinigung, Kühlung, Trocknung, Feuchtigkeitsversorgung und so weiter.

Ich achte darauf, dein Gehirn nicht mit vielen Details zu all diesen Dingen in diesem konzentrierten Buch zu belasten. Es gibt weitere Publikationen, die sich mit diesen umfangreichen Themen befassen. Ein Kernpunkt, den ich hier hervorheben möchte, ist jedoch die Verwendung von Trockenpinsel.

Ich erlebe, dass Trockenbürsten das Nervensystem stimulieren kann. Es macht Spaß, trockenes Bürsten auf unserer juckenden Haut anzuwenden. Ich verstehe, dass es helfen kann, zu entgiften, indem es die Durchblutung der Haut erhöht. Es kann auch die Poren freimachen.

Dieses kleine Werkzeug und der einfache Prozess haben einen großen Unterschied in meiner Hautgesundheit gemacht. Wann immer ich mich juckend fühle, benutze ich trockenes Bürsten, anstatt meine Haut mit meinen Nägeln zu kratzen. Das Kratzen mit Nägeln kann unsere Haut schädigen. Das Trockenbürsten löst jedoch wirklich das Juckreizproblem, ohne die Haut zu belasten.

Neben dem Trockenbürsten sind die regelmäßige Befeuchtung mit Sorbolene Lotion oder Magnesiumsulfat-Wasserlösung und das Peeling mit Weichfasern die wichtigsten Faktoren für meine Hautgesundheit.

Trockensauna

Trockensauna ist eines meiner besten Mittel zur Stressbewältigung, indem sie meinem Leben zusätzlichen Genuss verleiht. Abgesehen davon, dass ich meine bisherigen Entzündungsprobleme angegangen bin, gibt es einige Gründe, warum ich eine Sauna so sehr genieße.

Es ist bekannt, dass die Hitze in einer Trockensauna schnell erkennbare physiologische Effekte hervorruft. Genauer gesagt, kann die Hitze die Haut- und Körpertemperatur schnell erhöhen. Der schnelle Anstieg der Körpertemperatur kann auch die Herzfrequenz, die

Durchblutung der Haut und die Schweißbildung beschleunigen.

Die Art und Weise, wie ich eine Sauna genieße, ist, sie in ein paar kleinen Sitzungen zwischen 15 und 20 Minuten zu nehmen, abhängig von der Temperatur der Sauna. Nach 10 Minuten kann ich an vielen Stellen meines Körpers viel Schweiß spüren, am stärksten im Gesicht. Dann mache ich eine kurze Pause, etwa fünf Minuten draußen. Dann versuche ich es noch einmal 15 Minuten, aber danach habe ich eine kalte Dusche.

Kalte Duschen nach einer intensiven Saunagang fühlen sich gut an. Nach der dritten oder vierten Sitzung, je nach meiner Zeit, kühle ich mich mit kalten Duschen ab. Ich kann von meiner Smartuhr aus überprüfen, dass mein Puls die meiste Zeit auf und ab schwankt. So erreicht sie beispielsweise nach 15 Minuten in der Sauna 150 Schläge pro Sekunde und fällt nach fünf Minuten kalter Dusche außerhalb der Sauna auf 60 Schläge pro Sekunde zurück.

Eine Stunde nach dem letzten Saunagang verschwindet der größte Teil meines Stresses. Ich fühle mich produktiver, sowohl körperlich als auch geistig. Die körperliche Manifestation sind entspannte Muskeln, Gelenke und Bänder. Jeder durch Bewegung hervorgerufene Schmerz schmilzt schnell weg. Sogar meine Ängste und Sorgen verschwinden.

Es gibt eine wachsende Literatur, die viele weitere Vorteile von Trockensaunen dokumentiert, wie z.B. die Verbesserung der kardiovaskulären Gesundheit, die Entfernung von Toxinen und die Verbesserung des Immunsystems, die Induktion von Tiefschlaf, die Verringerung des Alzheimer-Risikos und sogar die Verbesserung der Langlebigkeit durch die Aktivierung von SIRT2-Genen.

Ich habe all diese Vorteile noch nicht ganz erlebt und bin ihnen gegenüber aufgeschlossen, aber ich habe die Stress- und Schmerzmanagementaspekte der Sauna sicherlich genossen und sie ist für mich zu einem angenehmen Hobby und einem regelmäßigen Transformationswerkzeug geworden.

Ich dehne dies weiter aus, bis zu einem Punkt, an dem vielleicht große innovative Organisationen wie Google, Apple und Pixar ihre Büros um eine Trockensauna und begleitende Kaltduschen erweitern sollten. Diese ungewöhnliche Investition kann erstaunliche positive Renditen bei verbesserter Gesundheit und Wohlbefinden der Mitarbeiter bringen.

Körperfett & fettfreie Muskelwahrnehmung

Neben einem guten und wohlgeformten Aussehen hat wenig Körperfett mehrere gesundheitliche Vorteile. Eine schlanke Muskelmasse ist wichtig. Eine Kombination aus fettfreier Muskelmasse und niedrigem Körperfasten ist mit einer erhöhten hormonellen Stabilität, einem erhöhten Stoffwechsel, einer erhöhten Flexibilität der Gelenke, Sehnen, Bänder und einer erhöhten Knochendichte verbunden. Das sind wünschenswerte Eigenschaften, wenn wir älter werden.

Zusätzlich zu Bewegung, guter Ernährung, Schlaf und Ruhe bemühe ich mich, mein Körperfett und meine Muskelqualität zu überwachen. Zu diesem Zweck gehe ich in ein Elitesportzentrum und benutze Dexa Scan hauptsächlich für professionelle Sportler wie Fußball- und Cricketspieler sowie Gymnastinnen. Es ist der Goldstandard, um Fett-, Muskel- und Knochenmasse genau zu messen.

Aufgrund der Nachfrage und der Knappheit ist die Verwendung von Dexa Scan eine teure Praxis. Zum Beispiel habe ich 180 Dollar für eine Sitzung in Australien bezahlt. Mein Sohn neckte mich, dass das Erlernen zweistelliger Zahlen über meinen Körper auf einem Blatt Papier so viel Geld kostete. Dexa Scan Sitzungen müssen auch mehrere Wochen im Voraus gebucht werden, da sie in einigen Städten oder Ländern nicht sehr verbreitet sind.

Um das Kostenproblem anzugehen, war meine Lösung, meinen Körperfettanteil und meine Muskelqualität mit Hilfe eines tragbaren Gerätes namens Skulp zu messen. Es waren etwa 100 Dollar, um online einzukaufen. Es kam aus den USA. Das Gerät verbindet sich mit einer App im Smartphone und die Ergebnisse liegen in der Nähe des Dexa-Scans. Ich bin beeindruckt von der Genauigkeit von Skulp.

Die einfache Überwachung meines Körperfetts und meiner Muskelqualität mit Skulp einmal im Monat motiviert mich, mein Körperfett niedriger zu halten und meine mageren Muskeln zu stärken. Ich kann auch die historischen Werte in der Skulp-App auf meinem Smartphone sehen.

Intermittierendes Fasten

Intermittierendes Fasten war eines der besten Werkzeuge, mit denen ich meine Gesundheit aus fast allen Aspekten meiner Transformation verbessern konnte. Zusammenfassend lässt sich sagen, dass es mir geholfen hat, mein Körperfett zu reduzieren, meine magere Muskelmasse zu verbessern und meine geistige Schärfe zu verbessern.

Der einfachste Weg, intermittierendes Fasten zu implementieren, ist das Überspringen des Frühstücks. Trotz der unbegründeten Warnungen des Mainstreams erfuhr ich, dass das Frühstück nicht die wichtigste Mahlzeit des Tages war. Ich hatte über zehn Jahre lang kein Frühstück mehr und ich fühlte mich immer besser, indem ich diesen einfachen Hack praktizierte.

Einige meiner Familienmitglieder und Kollegen sagten mir, dass es ungesund sei, kein Frühstück zu haben. Ich hatte keine Nebenwirkungen durch intermittierendes Fasten. Mit meiner ungewöhnlichen Ernährung ist es noch effektiver und viel einfacher, da ich bereits fettangepasst bin. Ich habe selten Hunger. Mein Hunger ist nicht emotional, wie es früher war, als ich auf hohen Vergaserdiäten war. Nun, wenn ich hungrig bin, bedeutet das, dass ich körperlich hungrig bin und mein Körper wieder auffüllen muss, nicht um das Verlangen zu stillen. Übrigens, ich sehne mich nie mehr nach Essen.

Um zu betonen, mit einer intermittierenden Fastenkur, erlebe ich keinen Muskelverlust, da ich sie regelmäßig messe, wie im vorherigen Abschnitt erwähnt. Der Grund, warum ich dies hier hervorhebe, ist, dass es einige Gerüchte und grundlose Behauptungen in den Medien über Muskelabbau-Risiken im Zusammenhang mit intermittierendem Fasten gibt. Sie sind gegen meine Erfahrung; tatsächlich gewinne ich besseren mageren Muskel auf dieser Regierung.

Mitochondrien-Bewusstsein

Wann immer ich den Begriff "Mitochondrien" höre oder lese, bringt er mir das Bild von Energiekraftwerken unserer Zellen. Mitochondrien sind Organellen, die ATP (Adenosintriphosphat) über die Zellatmung bilden, indem sie Nährstoffe brechen und Energiemoleküle für unsere Zellen bilden.

Es ist wichtig, sich der mitochondrialen Gesundheit bewusst zu sein. Wenn unsere Mitochondrien beschädigt oder gestört sind, sinkt unser allgemeines Energieniveau und unsere tägliche Leistung dramatisch. Wir fangen an, uns lethargisch, müde und faul zu fühlen. Es kann sowohl mental als auch physisch spürbar sein.

Mitochondrien sind ein gut untersuchtes Thema. Wir wissen, dass unsere Ernährung, unser Trainingsprogramm, unsere Schlaf- und Ruhegewohnheiten erhebliche Auswirkungen auf die Gesundheit der Mitochondrien haben. Darüber hinaus haben Toxine einen negativen Einfluss auf das ordnungsgemäße Funktionieren der Mitochondrien.

Obwohl die Genetik eine wichtige Rolle spielt, habe ich aus der Literatur und meinen Mentoren gelernt, dass die meisten der Hacks, die ich in diesem Buch eingeführt habe, positive Auswirkungen auf die Mitochondrien haben können - zum Beispiel, Stress abzubauen, Toxine aus dem Körper zu eliminieren, Fett abzubauen, magere Muskelmasse zu verbessern, nährstoffreiche Nahrung zu essen, Sport, Schlaf, Ruhe und Trockensaunen.

Weniger tun, mehr erreichen, mehr erreichen

Weniger tun und mehr erreichen ist ein Prinzip, das ich Anfang der 90er Jahre während meines Doktoratsstudiums gelernt habe. Einer unserer Dozenten, der auch einer meiner Betreuer war, lehrte mich, mich auf wichtige Aufgaben im Rahmen meiner Promotion zu konzentrieren. Aufgrund der Natur des Doktoratsstudiums kann man sich leicht ablenken lassen und zu einer Vielzahl anderer attraktiver Ideen und vielfältiger Inhalte abschweifen, die nicht unbedingt den Kern der zu erforschenden Grundidee bilden.

Jedes Mal, wenn wir uns trafen, fragte mein Vorgesetzter, welche wichtigen Aufgaben ich an diesem Tag übernehmen wollte. Er fragte mich immer wieder nach meinen Prioritäten und wollte sie überprüfen und sofort Feedback geben. Er betonte, dass dies der Schlüsselpunkt sei, um mein Studium pünktlich abzuschließen und was er "mühelos" nannte.

Mit diesem Ansatz half er mir auch, meinen Stress abzubauen. Die Konzentration auf die Dinge, die wirklich wichtig sind, reduziert die unnötige Last, die ich vor dem Treffen mit ihm getragen habe. Da ich gerne lerne, schweife ich schnell in viele verschiedene, voneinander unabhängige Bereiche ab, und es verursachte unnötigen Stress für mich.

Dieser spezifische akademische Betreuer half mir, die Bedeutung der 80/20-Regel bei der Festlegung meiner Prioritäten zu verstehen. Ich habe auch von ihm gelernt, nicht die Zeit zu verwalten, sondern meine Prioritäten. Er wiederholte weise, dass die Zeit nicht überschaubar sei. Das Erlernen, kleine Aufgaben in einer systematischen

Prioritätsordnung zu erledigen, half mir, meine Forschung abzuschließen und meine Abschlussarbeit pünktlich zu schreiben.

Darüber hinaus habe ich das Prinzip Weniger tun und mehr erreichen auf meine Arbeit angewendet. Die Anwendung dieses Prinzips bei der Arbeit hat mir geholfen, ein Vorbild für Profis und Führungskräfte in meinem Bereich zu sein. Dies war eine der effektivsten Methoden, die mir geholfen hat, ein zufriedenstellenderes Leben zu führen. Ich liebe es, weniger zu tun und mehr zu erreichen.

Entfernen von Unordnung

Es war ein tolles Gefühl, die Unordnung in meinem Leben zu reduzieren. Ich achte täglich besonders darauf, unnötige Dinge zu Hause und am Arbeitsplatz zu entfernen.

Wann immer ich mir ein Objekt in meinem Haus ansehe, sind meine ersten Fragen "brauche ich das wirklich, oder kann ich auf dieses Objekt verzichten"? Diese einfache Fragegewohnheit hilft mir, einen übersichtlichen Lebensstil zu haben.

Im Laufe der Jahre habe ich die Bedeutung des Prinzips weniger ist mehr angenommen und die Vorteile daraus gezogen. Daher sind meine Punkte in diesem Buch prägnant und unausgearbeitet im Gegensatz zu anderen Büchern zu ähnlichen Themen.

Ich mag es nicht, viele Fallstudien über langweilige fiktive Menschen, unnötige hypothetische Situationen und übermäßige historische Informationen hinzuzufügen. Das Durcheinander in der mündlichen und schriftlichen Kommunikation zu reduzieren, indem man direkt und auf den Punkt kommt, ist die Kommunikationsstrategie, die für mich am besten funktioniert.

Volle Verantwortung übernehmen

Die beste Lektion, die ich in meiner Kindheit von meinen Eltern gelernt habe, war, die volle Verantwortung für alles zu übernehmen, was ich in meinem Leben getan habe. Dieses Prinzip ist einer der wichtigsten Transformationsfaktoren in jedem Aspekt meines Lebens.

Die Anwendung dieses Prinzips half mir, niemandem die Schuld für etwas zu geben. Schuldzuweisungen sind der Standardmodus für das Gehirn. Es ist sehr leicht, jemandem oder etwas die Schuld für die unerwünschten Ergebnisse zu geben, die wir erleben. Es ist eine Herausforderung, die volle Verantwortung zu übernehmen, gerade in schwierigen Situationen.

Ich habe jung gelernt, dass ich, wenn mein Gehirn aus irgendeinem Grund in den Modus der Schuld geht, besondere Anstrengungen unternehmen muss, um mich zu stoppen und einen Dankespunkt zu finden, selbst in den schwierigsten Situationen.

Ich habe auch erlebt, dass im Nachhinein die meisten der schwierigen Punkte und unerwünschten Situationen in Segen im Unglück verwandelt wurden. Diese Einstellung half mir, dankbarer und weniger jammernd zu sein.

Der Inhalt dieses ganzen Buches spiegelt deutlich die Bedeutung der vollen Verantwortung für mein Leben wider. Es ist mir wichtig, dass ich es mag, kontroverse Ansätze zu testen, indem ich persönliches Risiko eingehe und nicht die Publikationen oder jemanden, der sie mir empfohlen hat, beschuldige, wenn sie nicht funktionieren.

Anstatt einer Person, einer Publikation oder Institution die Schuld zu geben, wie in meinem Fall einem schlechten allgemeinen medizinischen Rat in einem früheren Alter, habe ich mich entschieden, meinen Weg zu ändern und die Verantwortung für meine eigene Gesundheit zu übernehmen. Ich respektiere immer noch meine Hausärzte, Fachärzte oder

Krankenhäuser, aber ich forsche immer selbst für meine Gesundheit, um die endgültige Entscheidung auf der Grundlage fundierter Entscheidungen zu treffen.

Es ist wichtig, noch einmal darauf hinzuweisen, dass ich niemandem etwas empfehle, aber stattdessen teile ich gerne meine Erfahrungen und erzähle sie natürlich, ohne Hype und Vorurteile. Auch wenn das Teilen von persönlichen Fakten mich in eine verletzliche Situation bringen kann, sind sie es dennoch wert, geteilt zu werden. Es besteht die Möglichkeit, dass einige Menschen versuchen, die eigene Schwachstelle auszunutzen. Da ich mir der Risiken bewusst bin, ist es kein Problem, meine Erfahrungen die meiste Zeit zu teilen.

Jetzt handeln

Die Bedeutung der Gegenwart ist bekannt und in interdisziplinären Studien gut dokumentiert. Besondere Schwerpunkte von "jetzt" liegen auf Wirtschaft, Handel, Psychologie, Religion, Wirtschaft, Medizin, Technik, Kunst und anderen Disziplinen.

Das sofortige Handeln für die Dinge, die wirklich wichtig sind, wurde für mich zur Selbstverständlichkeit. Dieses Prinzip bezieht sich auf alles und zu jeder Zeit für Dinge, die zu erledigen sind. Ich mag es nicht, zu zögern. Sobald ich sehe, dass mein Gehirn in den Standardmodus des Prokrastinierens wechselt, versuche ich, ein freundliches Gespräch mit meinem Gehirn zu führen und bitte es freundlich, sich der Handlungsorientierung zuzuwenden. Meistens gehorcht mein trainiertes Gehirn freundlich und wir werden wieder Freunde.

Von früher war es eine der nützlichsten Dinge, um zu lernen, wie man mit dem Zögern in meinem Leben aufhören kann. Eine einfache Umsetzung ist für mich, dass ich, wenn ich glaube, dass die anstehende Aufgabe in wenigen Minuten erledigt werden kann, es nie einem späteren Zeitpunkt überlasse.

Wenn jedoch eine Aufgabe weitere Analysen und Überlegungen erfordert, dann plane ich eine angemessene Zeit, um sie zu übernehmen und Maßnahmen auf der Grundlage des Plans und der für die Aufgabe festgelegten Priorität zu ergreifen. Wenn die Aufgabe nicht zu einem bestimmten Zeitpunkt abgeschlossen werden kann, ist der beste Ansatz, die Aufgabe in kleinere Blöcke zu zerlegen und sie in der Reihenfolge ihrer Priorität für jede identifizierte Komponente anzugehen.

Die Beschäftigung mit kleineren Aufgaben und die frühzeitige Erledigung von wichtigen Aufgaben kann uns motivieren. Als ich den Erfolg der Erledigung kleiner Aufgaben probierte, bemerkte ich, dass mein Gehirn mir besser dient, mit mehr Begeisterung statt Entzugs- oder Aufschubsymptomen.

Es ist für mich eine persönliche Inspiration, mich jetzt und auf die spezifischen (priorisierten) Aufgaben zu konzentrieren. Dieses Bewusstsein half mir, mich von meiner Komfortzone zu entfernen. Ich liebe meine Stretchzone. Die Dehnungszone hilft mir, meine Zukunft zu gestalten, indem ich rechtzeitig handeln und die persönliche Verantwortung für mein Handeln übernehmen kann.

Als handlungsorientierter Mensch half mir, trotz meiner Ängste in beängstigenden Situationen mutiger zu sein. Tatsächlich war das rechtzeitige Handeln das einzige Mittel, um meine Ängste zu überwinden. Rechtzeitiges Handeln bedeutet Mut. Verzögerte Aktionen können die Angst verstärken und uns sogar lähmen, indem sie verlangen, dass wir in der Komfortzone passiv bleiben.

Dieses Buch zu schreiben, war eine der Aktionen, die ich trotz einiger anfänglicher Ängste, meine persönliche Erfahrung öffentlich zu teilen, verschoben habe. Trotz der anfänglichen Bedenken ermutigte mich jedoch der Glaube, dass meine Erfahrung anderen Menschen helfen und denen, die einige Beispiele aus dem wirklichen Leben benötigen, einige Einblicke geben kann, fortzufahren und die Maßnahmen zu ergreifen. Meine Angst verschwand, als ich auf halbem Weg war, dieses Buch zu schreiben. Ich habe dieses Buch in meiner Stretchzone geschrieben und hoffe, dass du es auch in deiner Stretchzone liest. Das Lesen dieser Transformationspunkte kann in der Streckzone sinnvoller sein. Wenn Sie dieses Buch im Standardmodus und in der Komfortzone lesen, werden die meisten dieser Punkte sehr schwierig aussehen.

Darüber hinaus würde ich gerne Feedback erhalten und aus den Erfahrungen meiner Leser mit diesen Themen lernen, die für meine gewünschte Transformation funktionierten. Wer weiß? Vielleicht kann ich mehr aus deiner Erfahrung lernen, um dich in bessere Erfahrungen zu verwandeln. Sie können meine Studien aufgrund Ihrer eigenen Erfahrungen als positiv oder negativ validieren. Ich kann über LinkedIn kontaktiert werden, das meine wichtigste Social Media Seite ist. Ich hoffe, dass ich mit dir auch in meinen anderen Büchern sprechen kann.

Komfortables Lernen

Lernen ist einer meiner stärksten Wünsche und eine kontinuierliche Praxis in meinem Leben. In der Vergangenheit habe ich viele Bücher gelesen, vor allem als Freizeitbeschäftigung. Jeder Punkt in diesem Buch ist eine erlernte Aktivität. Ich habe sogar eine umfassende Arbeit über das Lernen im technisch-naturwissenschaftlichen Umfeld geschrieben. Da das Thema zu umfangreich ist, möchte ich in diesem Buch nicht ins Detail gehen.

Mein Punkt bezieht sich auf das Lesen. Lass es mich erklären. Das Lesen aus einem Buch oder einem elektronischen Gerät erfordert bestimmte Bedingungen und

Voraussetzungen wie volle Aufmerksamkeit und eine komfortable und ruhige Lage. Mit Hilfe der Technologie habe ich meine Lektüre jedoch auf die Verwendung von Audible-Publikationen ausgedehnt. Das wurde für mich zu einem wesentlichen Punkt, deshalb wollte ich es auch mit dir teilen.

Um mir unterwegs einige wichtige Publikationen anzuhören, habe ich früher teure Bänder, CDs und DVDs gekauft. Sie hatten ihre eigenen Grenzen. Allerdings sind die Audio-Streaming-Dienste wie Audible am bequemsten zu hören und zu lernen, fast überall mit jedem Gerät.

Ich fand das Audible Abonnementmodell sehr nützlich, um mein Lernen zu beschleunigen. Dieses Abonnement ist kostengünstig und effektiv, um auf viele Bücher im hörbaren Format zuzugreifen. Dennoch lese ich immer noch gerne Bücher, wenn es möglich ist.

Kapitel 9: Fazit

In diesem prägnanten Buch habe ich eine kurze Erzählung über wesentliche transformatorische Elemente in meinem Leben gegeben. Die meisten von ihnen waren auf Versuchs- und Irrtumsbasis und wurden erst nach Schwierigkeiten in meinem Leben zur zweiten Natur.

Anstatt ein Opfer der etablierten Systeme zu sein, entschied ich mich, auf der Grundlage von Erfahrungen zu lernen, indem ich meinen wissenschaftlichen Hintergrund mit einbezog und die Erfahrungen meiner Mentoren und jener mutigen Menschen nutzte, die ihre persönlichen Erfahrungen in verschiedenen Medien teilten.

Das Hauptthema dieses Buches ist die Neuerfindung meiner selbst. Viele Jahre lang habe ich mich bewusst bemüht, mich in neueren Versionen neu zu erfinden. Lassen Sie mich kurz offenlegen, warum ich mich immer wieder neu erfinde.

Mich selbst neu erfinden

Leute um mich herum stellen Fragen wie, warum ich ständig neue Hacks ausprobiere und eine beträchtliche Menge an Risiko in meinem Leben eingehe. Meine einfache Antwort ist, die beste Version von mir selbst zu erreichen, indem ich mich neu erfinde. Lassen Sie mich kurz erklären.

Wenn ich neue Bedeutungen in meinem Leben finde, werden die von mir geplanten Veränderungen natürlich unvermeidlich. Wir wissen, dass sich alles im Leben ständig verändert, also müssen wir uns an den ständigen Wandel anpassen. Anstelle von zufälligen oder ad hoc Änderungen bevorzuge ich geplante Änderungen. Geplante Veränderungen zu schaffen, gibt mir ein herrliches Gefühl der Kontrolle über mein Schicksal.

In Anbetracht der Grenzen meines Geistes und

Körpers, ihrer Kapazität zu einem bestimmten Zeitpunkt, versuche ich, die körperliche und geistige Belastung schrittweise zu erhöhen. Während ich neue Dinge lerne und ausprobiere, bewirkt jeder Schritt eine positive Veränderung und hilft mir, neue Versionen von mir selbst neu zu erfinden. In den letzten zehn Jahren habe ich mehrere Versionen von mir selbst erlebt und jede Version sehr genossen.

Reinvention ist für mich ein fortlaufender Prozess, und ich gehe auch für dich davon aus. Neuerfindung tritt in meinem Beruf, Hobbys, Beziehungen, Kreativität, körperlicher Haltung, Flexibilität, Geschwindigkeit, Kraft, Schlafqualität, Stresstoleranz, körperlicher Ausdauer, Kommunikation und vielen anderen Aspekten des Lebens auf.

Das Verständnis der Botschaft meiner Gefühle und meiner Emotionen, wiederkehrende Denkmuster, die auf kontrollierte Logik ausgerichtet sind, helfen mir, von einer Komfortzone in eine gut gestaltete und transformierte Stretchzone zu wechseln.

Ich schaue immer wieder nach innen und außen, um zu verstehen, was mich auf welcher Ebene berührt, was mich inspiriert und was mich beeinflusst. Mehr über mich selbst zu erfahren und mehr über mich selbst zu erfahren, kann mir auch helfen, meine neueren Versionen wiederherzustellen.

Alle in diesem Buch erwähnten Punkte halfen mir aus verschiedenen Blickwinkeln, mich in neuere Versionen von mir selbst zu verwandeln, während ich sie so einstellte, dass ich meine gewünschten Ziele in meinem Wachstumsplan und meiner Strategie der Lebenszufriedenheit erreichen konnte.

Es war mir eine Ehre und Freude, meine bescheidenen Einblicke mit Ihnen zu teilen. Ich hoffe, deine Einsichten zu erfahren und wie du dich neu erfindest. Du kannst mir bei Amazon folgen, um weitere Informationen über dieses Buch und meine anderen Bücher zu erhalten, die für dich von Interesse sein könnten. Der Link zu meiner Autorenseite bei Amazon lautet: amazon.com/author/drmehmetyildiz

Andere Bücher von diesem Autor

Ein moderner Ansatz für die Unternehmensarchitektur, der auf Mobilität, Cloud, IoT und Big Data basiert.

Modernisierung und Transformation des Unternehmens mit pragmatischer Architektur, leistungsstarken Technologien, innovativer Agilität und Fusion.

Ich habe dieses Buch verfasst, um Enterprise Architects wesentliche Anleitungen, überzeugende Ideen und einzigartige Wege zu bieten, damit sie komplexe Modernisierungsinitiativen für Unternehmen erfolgreich durchführen können, die sich vom Chaos zur Kohärenz entwickeln. Dies ist kein gewöhnliches Theoriebuch, das die Unternehmensarchitektur im Detail beschreibt. Es gibt unzählige Bücher auf dem Markt und in Bibliotheken, die Details der Unternehmensarchitektur diskutieren.

Als selbst praktizierender Senior Enterprise Architect habe ich Hunderte dieser Bücher und Artikel gelesen, um verschiedene Ansichten zu lernen. Sie waren für mich wertvoll, um meine Grundlagen in der frühen Phase meines Berufslebens zu schaffen. Was jetzt jedoch fehlt, ist ein prägnanter Leitfaden, der Enterprise Architects die neuartigen Ansätze, Erkenntnisse aus der Praxis und Experimente zeigt und auf die differenzierenden Technologien für die Modernisierung von Unternehmen hinweist. Wenn es nur einen solchen Führer gäbe, als ich anfing, Modernisierungs- und Transformationsprogramme durchzuführen.

Die größte Erkenntnis ist das Geschäftsergebnis der Unternehmensmodernisierung. Was für das Unternehmen wirklich wichtig ist, ist der Return on Investment der Unternehmensarchitektur und ihrer Monetarisierungsmöglichkeiten. Der Rest ist die Theorie, denn heutzutage haben Sponsoren von Führungskräften aufgrund des wirtschaftlichen Klimas kein Interesse, keine Aufmerksamkeit oder Toleranz für gemeinnützige Unternehmen. Es tut mir leid, dass ich einige idealistische Unternehmensarchitekten enttäuscht habe, aber bei allem Respekt, das ist die Realität, und wir können sie nicht ändern. Dieses Buch beschäftigt sich mit der Realität und nicht mit theoretischer Perfektion. Jeder, der gegen diese Ansicht über dieses Klima ist, muss von einem anderen Planeten kommen.

In diesem prägnanten, übersichtlichen und leicht verständlichen Buch versuche ich, die wesentlichen Schwachstellen und wertvollen Überlegungen zur Modernisierung von Unternehmen mit einem strukturierten Ansatz aufzuzeigen. Die architektonische Strenge ist nach wie vor unerlässlich. Wir können die Strenge, die auf die Qualität von Produkten und Dienstleistungen als Zielergebnis abzielt, nicht gefährden. Es muss jedoch ein ausgewogenes Verhältnis zwischen architektonischer Strenge, geschäftlichem Wert und schneller Markteinführung bestehen. Ich habe diesen pragmatischen Ansatz auf mehrere wesentliche Transformationsinitiativen und komplexe Modernisierungsprogramme angewandt. Der Kernpunkt ist die Anwendung eines schrittweise fortschreitenden iterativen Ansatzes für jeden Aspekt von Modernisierungsinitiativen, einschließlich Menschen, Prozessen, Werkzeugen und Technologien als Ganzes.

Ausgehend von einer hochrangigen Sichtweise der Unternehmensarchitektur, um den Kontext zu bestimmen, habe ich ein Dutzend verschiedener Kapitel zur Verfügung gestellt, um die Faktoren aufzuzeigen und zu erläutern, die einen echten Unterschied im Umgang mit Komplexität und bei der Entwicklung ausgezeichneter Modernisierungsinitiativen machen können. Als herausragende Führungskräfte sind Enterprise Architects die kritischen Talente, die diese massive Mission mit ihren Menschen- und Technologiefähigkeiten sowie vielen kritischen Attributen wie ruhigem und gelassenem Auftreten erfüllen können. Sie sind Architekten, keine Feuerwehrleute. Ich habe volles Vertrauen, dass dieses Buch wertvolle Einblicke und Aha-Momente für diese talentierten Architekten bieten kann, um diese enorme Mission anzugehen und das Chaos in Kohärenz zu verwandeln.

Ein praktischer Leitfaden für IoT-Lösungsarchitekten

Architektur sicherer, agiler, wirtschaftlicher, hochverfügbarer und leistungsfähiger IoT-Ökosysteme

Der Schwerpunkt dieses Buches liegt darin, IoT-Lösungsarchitekten eine praktische Anleitung und eine einzigartige Perspektive zu bieten. Lösungsarchitekten, die in IoT-Ökosystemen arbeiten, haben ein beispielloses Maß an Verantwortung bei der Arbeit; daher kann der Umgang mit IoT-Ökosystemen erschreckend sein.

Als erfahrener Praktiker dieses Themas verstehe ich die Herausforderungen, vor denen die IoT-Lösungsarchitekten stehen. In diesem Buch habe ich über meine Erkenntnisse nachgedacht, die auf meiner über drei Jahrzehnte gesammelten Erfahrung mit der Lösungsarchitektur basieren. Darüber hinaus kann dieses Buch auch andere Architekten und Designer anleiten, die die architektonischen Aspekte des IoT kennenlernen und die wichtigsten Herausforderungen und praktischen Lösungen in IoT-Lösungsarchitekturen verstehen wollen. Jedes Kapitel konzentriert sich auf die wichtigsten Aspekte, die den Rahmen für dieses Buch bilden, nämlich Sicherheit,

Verfügbarkeit, Leistung, Agilität und Kosteneffizienz.

In diesem Buch habe ich auch nützliche Definitionen, einen kurzen praktischen Hintergrund zum IoT und ein Leitkapitel zur Entwicklung der Lösungsarchitektur bereitgestellt. Die Inhalte sind hauptsächlich praxisnah und können daher angewendet werden oder als ergänzender Input für die vorliegenden Architekturprojekte dienen.

Ein Technical Excellence Framework für innovative Führungsqualitäten im Bereich der digitalen Transformation

Unternehmen mit technischer Exzellenz, Innovation, Einfachheit, Agilität, Fusion und Zusammenarbeit verwandeln.

Der Hauptzweck dieses Buches ist es, wertvolle Erkenntnisse für die digitale transformative Führung zu liefern, die durch technische Exzellenz unter Verwendung eines pragmatischen Fünf-Säulen-Frameworks gestärkt wird. Dieses Ermächtigungsrahmenwerk soll dem Leser helfen, die gemeinsamen Merkmale von Technik- und Technologieführern strukturiert zu verstehen.

Auch wenn es verschiedene Arten von Führungskräften im Breitspektrum gibt, die sich mit digitalen Transformationen beschäftigen, konzentrieren wir uns in diesem Buch nur auf exzellente technische und technologische Führungskräfte mit digitalen Transformationszielen, um mit technologischen Störungen umzugehen und robuste Fähigkeiten zur Erschließung neuer Einnahmequellen. Unabhängig davon, ob diese Führungskräfte formelle Exekutivtitel oder nur Domänenspezialisten-Titel besitzen, weisen sie wichtige Merkmale ausgezeichneter technischer Führungsqualitäten auf, die es ihnen ermöglichen, komplexe und komplizierte Initiativen zur digitalen Transformation zu leiten.

Der Hauptgrund, warum wir technische Exzellenz und erforderliche Fähigkeiten für die Führung digitaler Transformationen in einem strukturierten Kontext verstehen müssen, ist die Modellierung ihrer Attribute und die

Übertragung der bekannten Eigenschaften auf die aufstrebenden Führungskräfte und die nächsten Generationen. Wir können unser Verständnis für diese Fähigkeiten auf individueller Ebene vermitteln und auf unsere täglichen Aktivitäten anwenden. Wir können sie sogar in nützliche Gewohnheiten verwandeln, um unsere beruflichen Ziele zu erreichen. Alternativ können wir diese Informationen an andere Personen weitergeben, für die wir verantwortlich sind, wie z.B. unsere Teenager, die digitale Führungsrollen anstreben, Studenten, Mentees und Kollegen.

Wir versuchen, die Rollen strategischer technischer und technologischer Führungskräfte anhand eines spezifischen Rahmens zu definieren, der auf Innovation, Einfachheit, Agilität, Zusammenarbeit, Fusion und technischer Exzellenz basiert. Dieser Rahmen bietet ein gemeinsames Verständnis der kritischen Faktoren des Leiters. Die in diesem Buch vorgestellte strukturierte Analyse kann wertvoll sein, um den Beitrag der technischen Leiter klar zu verstehen.

Zugegebenermaßen hat dieses Buch eine Vorliebe für die positiven Eigenschaften exzellenter Führungskräfte. Der zwingende Grund für diese Verzerrung ist, sich auf die positiven Aspekte zu konzentrieren und diese Attribute in einer angemessenen Menge prägnant zu beschreiben, um das Thema zu erfassen, so dass diese positiven Attribute von den aufstrebenden Führungskräften wiederverwendet und modelliert werden können. Da die andere Seite der Medaille auch für verschiedene Einsichten unerlässlich ist, plane ich, die schädlichen Aspekte nutzloser Führungskräfte in einem separaten Buch zu behandeln, vielleicht unter dem erlernten Kontext, der verschiedene Anwendungsfälle für einen anderen Publikumstyp betrachtet. Folglich habe ich in diesem Buch die negativen Aspekte nutzloser Führer ausgeschlossen.

Architektur von Big Data Lösungen, die mit IoT & Cloud integriert sind.

Erstellen Sie strategische Business Insights mit

Agilität.

IoT, Big Data und Cloud Computing sind drei verschiedene Technologiebereiche mit sich überschneidenden Anwendungsfällen. Jede Technologie hat ihre eigenen Vorzüge, aber die Kombination aus drei schafft eine Synergie und die einmalige Gelegenheit für Unternehmen, die exponentiellen Vorteile zu nutzen. Diese Kombination kann technologische Magie für Innovationen schaffen, wenn sie angemessen geplant, entworfen, implementiert und betrieben wird.

Die Integration von Big Data mit IoT- und Cloud-Architekturen bietet erhebliche Geschäftsvorteile. Es ist wie eine perfekte Kombination. Das IoT sammelt Echtzeitdaten. Big Data optimiert Datenmanagementlösungen. Cloud sammelt, hostet, berechnet, speichert und verbreitet Daten schnell.

Basierend auf diesen überzeugenden Geschäftsangeboten ist der Hauptzweck dieses Buches, praktische Anleitungen zur Erstellung von Big Data-Lösungen zu geben, die in IoT- und Cloud-Architekturen integriert sind. Zu diesem Zweck bietet das Buch einen architektonischen Überblick, Lösungspraxis, Governance und den zugrunde liegenden technischen Ansatz für die Erstellung integrierter Big Data-, Cloud- und IoT-Lösungen.

Das Buch bietet eine Einführung in die Lösungsarchitektur, drei verschiedene Kapitel mit Big Data, Cloud und IoT mit dem letzten Kapitel, einschließlich abschließender Bemerkungen, die bei Big Data-Lösungen zu berücksichtigen sind. Diese Kapitel beinhalten wesentliche architektonische Punkte, Lösungspraxis, methodische Strenge, Techniken, Technologien und Werkzeuge.

Die Erstellung von Big Data-Lösungen ist aus verschiedenen Blickwinkeln komplex und kompliziert. Mit dem Bewusstsein und der Anleitung in diesem Buch können die Big Data Lösungsarchitekten jedoch befähigt werden, nützliche und produktive Lösungen mit wachsendem Vertrauen anzubieten.

Sie können die englischen Bücher von Dr. Yildiz über folgenden Link aufrufen: amazon.com/author/drmehmetyildiz

Buch Untertitel:

Mit einfachen, aber effektiven Hacks die körperliche, geistige und emotionale Gesundheit verändern.

Buchbeschreibung:

Bist du es leid, nutzlose Mainstream-Ratschläge zu lesen, die dich kränker, dicker und schmerzhafter machen? Möchten Sie, dass Ihre Annahmen in Frage gestellt werden, um Erkenntnisse aus der Praxis zu gewinnen? Glaubst du immer noch, dass Kohlenhydrate wichtig sind? Hast du immer noch Angst davor, Fleisch und Fett zu essen? Möchtest du glücklich und glücklich sein, ohne Gehirnnebel und schmerzhaften Körper? Würden Sie glauben, dass eine einfache Tatsache wie das Hinzufügen von Bittersalzen zu Ihrem Bad eine dramatische Veränderung für das Leiden von massiven Muskelwunden bewirken kann, die Sie vielleicht ein Leben lang haben? Möchten Sie lernen, wie Sie Ihre Fitness mit 10 Minuten Trampolin in Ihrem Arbeitszimmer oder Wohnzimmer verbessern können, während Sie Ihre Lieblingssendung auf YouTube oder Netflix ansehen? Dieses Buch zeigt, wie ein neugieriger, reifer und gut ausgebildeter Mensch strukturell mehrere Life Hacks ausprobiert und seine Erfahrungen klar und offen mit Ihnen geteilt hat. Diese einfachen, aber leistungsstarken Bio-Hacks sind es wert, gelesen und verstanden zu werden, um Ihre Transformationsreise zu entwickeln. Wenn Sie gerne von anderen Menschen lernen, die bemerkenswerte und nachhaltige Ergebnisse erzielt haben, kann dieses Buch einige Lichter auf Ihrer Wohlfühlreise werfen. Keine Produktverkäufe, kein Hype, keine Agenda, keine Unordnung! Einfache Fakten und Erfahrungen, die wirklich zu gemeinnützigen und Informationszwecken weitergegeben werden! Sie werden vielleicht erstaunt, überrascht und dankbar sein, dass ich dieses Buch gelesen habe, wie es mehrere Betatester getan haben. In zwei Stunden können Sie auf einfache Weise lebensverändernde Informationen erhalten.

Informationen, die dir Ideen geben können, dich neu zu erfinden. Ich habe Bewusstsein geschaffen, und die Wahl liegt bei dir.

Schlüsselwörter:

Persönliche Transformation Leben Hacks, Leben Hacks, Leben Hacks

Biographie des Autors:

Dr. Mehmet Yildiz ist ein von der Open Group zertifizierter Distinguished Enterprise Architect L3. In den letzten 35 Jahren leitete er in der IT-Branche komplexe Unternehmensprojekte für große Unternehmen und konzentrierte sich zuletzt auf innovative Technologielösungen wie IoT, Blockchain, Cognitive, Cloud, Fog und Edge Computing Integration.

Dr. Yildiz ist ein praktischer Praktiker für Lösungsarchitekturen, der komplexe Unternehmensinitiativen leitet, und ein agiler Champion. Als Innovationsevangelist in allen Lebensbereichen ist er auch ein anerkannter Erfinder mit mehreren Patenten. Dr. Yildiz unterrichtet die besten Architekturpraktiken am Arbeitsplatz, betreut seine Kollegen, betreut Doktoranden und hält Vorlesungen auf Industrieebene für Doktoranden an mehreren Universitäten in Australien.

Zusätzlich zu seiner technischen Karriere genießt Dr. Yildiz es, neue Life Hacks auszuprobieren, um seine Gesundheit zu verändern, und teilt seine Erfahrungen großzügig mit anderen, wie in diesem Buch dargestellt. Du kannst dem Autor folgen und dich mit ihm in Verbindung setzen unter
Linkedin https://www.linkedin.com/in/mehmetyildiz
Goodreads: https://www.goodreads.com/drmehmetyildiz

Kontaktieren Sie den Autor auf seiner Publikationsseite
https://digitalmehmet.com

Eine freundliche Anfrage, wenn möglich

Vielen Dank, dass Sie dieses Buch gelesen haben. Ich hoffe, Sie fanden es nützlich. Wenn Ihnen dieses Buch gefallen hat und Sie es wertvoll fanden, hinterlassen Sie bitte ein kurzes Feedback bei Goodreads und Amazon.